LA DIETA DE LOS COLORES

DRA. MONTSERRAT FOLCH

LA DIETA DE LOS COLORES

DRA. MONTSERRAT FOLCH

Cómo activar tu metabolismo y mantenerte en tu peso, sano y joven

Traducción de Carme Geronès

Grijalbo

El papel utilizado para la impresión de este libro ha sido fabricado a partir de madera procedente de bosques y plantaciones gestionadas con los más altos estándares ambientales, garantizando una explotación de los recursos sostenible con el medio ambiente y beneficiosa para las personas. Por este motivo, Greenpeace acredita que este libro cumple los requisitos ambientales y sociales necesarios para ser considerado un libro «amigo de los bosques». El proyecto «Libros amigos de los bosques» promueve la conservación y el uso sostenible de los bosques, en especial de los Bosques Primarios, los últimos bosques vírgenes del planeta.

Papel certificado por el Forest Stewardship Council®

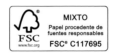

Título original: *La dieta dels colors*
Primera edición: enero de 2017

© 2017, Montserrat Folch
© 2017, Penguin Random House Grupo Editorial, S. A. U.
Travessera de Gràcia, 47-49. 08021 Barcelona
© 2017, Carme Geronès Planagumà, por la traducción

Printed in Spain – Impreso en España

ISBN: 978-84-253-5388-8
Depósito legal: B-19.867-2016

Diseño y maquetación: CÓMO DESIGN

Compuesto en M. I. Maquetación, S. L

Impreso en Gráficas Cems S. L.
Villatuerta (Navarra)

GR 5 3 8 8 8

Penguin
Random House
Grupo Editorial

A mis padres, in memoriam

ÍNDICE

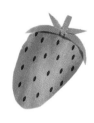

ANTES DE EMPEZAR LA DIETA DE LOS COLORES

—

Ha llegado el momento de disfrutar de la comida al mismo tiempo que nos cuidamos y nos adelgazamos

Tenemos que ser conscientes de que contraemos un compromiso con la persona más importante de todas: nosotros mismos. La dieta de los colores conlleva un nuevo estilo de vida, guiado por el deseo de mejorar la salud, en primer lugar, y el aspecto físico. Iniciamos un camino para perder los kilos que nos sobran, pero sobre todo para aprender cómo debe ser a partir de ahora nuestro vínculo con la comida.

Distinguir los alimentos, seleccionarlos según nuestras necesidades calóricas, aprender a cocinarlos, emplear estrategias para controlar el apetito, la vinculación emocional con la comida, etc., son algunos de los conceptos descritos en esta obra. El punto de partida, sin embargo, pasa por concienciarse sobre cómo la comida condiciona nuestro estado físico y mental. Empecemos por un cambio de chip:

«Para presumir hay que sufrir.»

Mejor:

«Se puede presumir y, al mismo tiempo, disfrutar.»

«El problema del peso me supera.»

Mejor:

«El sobrepeso es una situación que podemos mejorar.»

«No puedo controlar el apetito.»

Mejor:

«Yo tengo el control.
Llevo las riendas de mi vida.»

«Estoy gordo/a.»

Mejor:

«Tengo un poco de sobrepeso (o mucho) y puedo adelgazar.
¡Por supuesto que puedo!»

«Soy como un yoyó.»

Mejor:

«Sí, soy como un yoyó, aunque cada vez con un margen
más pequeño. Cada vez caigo menos y peso menos.»

«Hacer dieta es muy aburrido.»

Mejor:

«Voy a aprender recetas muy fáciles, divertidas y equilibradas
que, sin darme cuenta, me ayudarán a adelgazar y me harán sentir
mucho mejor. ¡Esta es incluso una oportunidad
para descubrir nuevos alimentos!»

«Tengo hambre. ¡Cuando estoy a dieta, paso mucha hambre!»

Mejor:

«Podemos controlar el hambre con ayuda y, si lo hacemos,
bajaremos el peso necesario.»

El siguiente paso es coger la guía rápida de los colores, colocarla en la nevera y poner la mesa. Ha llegado el momento de disfrutar de la comida mientras nos cuidamos y adelgazamos.

1

UN MENÚ DE COLORES

—

Estrategias para una dieta sana y definitiva

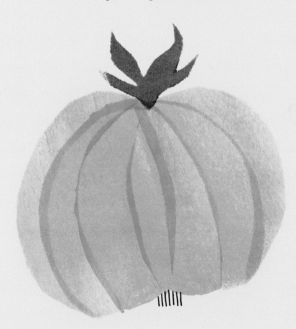

Salud, belleza, comodidad, sentirnos mejor con nuestro cuerpo, más jóvenes y ágiles. Estos son los principales objetivos que nos fijamos al iniciar una dieta y, a pesar de que son razones suficientes para comer de forma saludable durante el resto de nuestra vida, la realidad es que una y otra vez acabamos abandonándola y volviendo a las viejas costumbres. Cierto es que la mayoría de nosotros vive sometido a un ritmo de vida que hace difícil prestarle suficiente atención a nuestro organismo y mimarlo para conseguir la mejor recompensa: el bienestar físico y psicológico.

A los obstáculos cotidianos (poco tiempo para hacer la compra y cocinar, comer fuera de casa, tener comidas de compromiso, etc.), se suman las dietas que exigen un alto nivel de sacrificio o que, sencillamente, son tan restrictivas que nos aburren enseguida. Así pues, la estrategia idónea consistiría en dejar a un lado las fórmulas tradicionales basadas en contar calorías, prohibir o focalizar el consumo en un determinado grupo de alimentos, saltarse comidas, etc. Es por ello que en el diseño de la dieta de los colores hemos optado por la sencillez y la variedad, pues uno de los principios es convertir la comida en un acto placentero y no en algo penoso, ya que esto aumentaría nuestras posibilidades de fracaso.

Para empezar, el régimen parte de una simple regla mnemotécnica: cuatro colores para identificar cuatro grupos de alimentos. Dicho de otra forma, el menú se divide en cuatro colores principales relacionados con los grupos de alimentos básicos que constituyen nuestra nutrición. Añadimos además un color extra para identificar los líquidos y los condimentos que complementan la ingesta a lo largo del día. Iremos viendo la contribución de cada color en el suministro de energía, en la regeneración de los tejidos, etc. Por ello insistimos en la importancia de consumir todos los alimentos y no demonizar ni privilegiar uno por encima de otro.

4 + 1 colores en nuestro plato

A partir de la dieta de los colores, clasificaremos los alimentos en cuatro colores principales: rojo para las proteínas, vegetales y animales; verde para los vegetales; amarillo para el azúcar y los hidratos de carbono y marrón para las grasas. Por otra parte, tal como hemos avanzado, el azul identificará el grupo de los líquidos y los condimentos. Una vez dividida la despensa, hay que memorizar otra sencilla regla, diferente para hombres y mujeres, que nos dicta las raciones de cada grupo según el sexo. En este sentido, las mujeres seguirán la pauta 3 + 3 + 3 (tres alimentos del grupo rojo, tres del amarillo y tres del marrón) y los hombres, 4 + 4 + 4 (cuatro alimentos del grupo rojo, cuatro del amarillo y cuatro del marrón). Y la buena noticia: el grupo verde es de consumo libre en cantidad y raciones para ambos sexos.

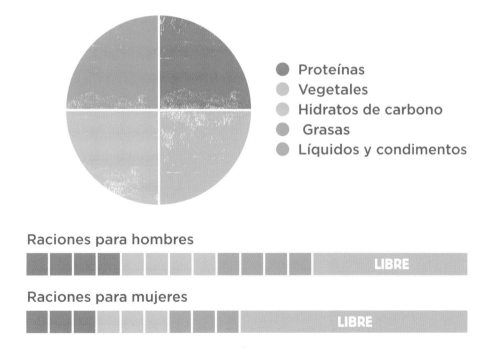

- Proteínas
- Vegetales
- Hidratos de carbono
- Grasas
- Líquidos y condimentos

Raciones para hombres

LIBRE

Raciones para mujeres

LIBRE

Hay que saber...

¿Qué es una ración?

El concepto «ración» se emplea para señalar la cantidad necesaria de un alimento en una dieta equilibrada. Por supuesto, no todas las personas comemos igual ni tenemos las mismas necesidades. Así pues, se obtiene una media teniendo en cuenta las encuestas nutricionales realizadas.

Una ración nos informa sobre la cantidad y la frecuencia con la que debemos tomar a diario los alimentos.

Las raciones nos señalan una frecuencia según el sexo, pero habrá que ingerir una cantidad también limitada de cada alimento (véase pág. 216), por lo menos hasta que lleguemos a una pauta de mantenimiento. Si entendemos que una ración es la medida necesaria de un alimento para tener una dieta equilibrada, comprenderemos también hasta qué punto es importante consumir la cantidad justa, algo que nos garantiza una buena digestión y nos impide caer en el sobrepeso.

La dieta de los colores se basa en una acción coordinada de todos los grupos de alimentos, lo hemos dicho ya, por ello no podemos prescindir de ninguno, y si lo hacemos, nuestro organismo puede sufrir importantes deficiencias. A fin de comprender este esfuerzo conjunto, tenemos que saber que nuestro código genético requiere nutrientes, y estos se obtienen sobre todo gracias a los alimentos que ingerimos. Por ello debemos entender la nutrición como el medio que nos aporta los nutrientes esenciales para ingerirlos en las cantidades adecuadas, digerirlos, absorberlos, metabolizarlos y eliminar los productos que no necesitamos sin convertirlos en grasa.

Ejemplos de alimentos clasificados según la dieta de los colores (tabla completa en la página 216)

Alubias	Acelgas	Arroz	Aceite	Alcaparra
Arenque	Alcachofa	hervido	de oliva	Azafrán
Buey	Apio	Berenjena	crudo	Mostaza
Cerdo	Berro	Ciruela	Aceitunas	Orégano
Conejo	Brécol	Fresas	Aguacate	Perejil
Garbanzos	Calabacín	Higos	Almendras	Pimienta
Habas	Cebolla	Judía verde	Cacahuetes	Tomillo
Leche	Champiñones	Mandarina	Mayonesa	Vinagre
desnatada	Col	Mango	Nueces	Etc.
Lenguado	Coliflor	Melocotón	Semillas	
Lentejas	Espárrago	Melón	de girasol	Agua
Lubina	Espinacas	Naranja		mineral
Merluza	Lechuga	Níspero		(2 l al día)
Pavo sin	Palmito	Papaya		Café
piel	Pepino	Patata		descafeinado
Pollo sin	Pimiento	Pera		Té
piel	Puerro	Piña		desteinado
Requesón	Rábanos	Plátano		Etc.
Sardina	Tomates	Sandía		
Ternera	Etc.	Zanahoria		
Trucha		Etc.		
Yogur				
desnatado				
Etc.				

Pirámide de la alimentación saludable
(Sociedad Española de Nutrición Comunitaria, SENC)

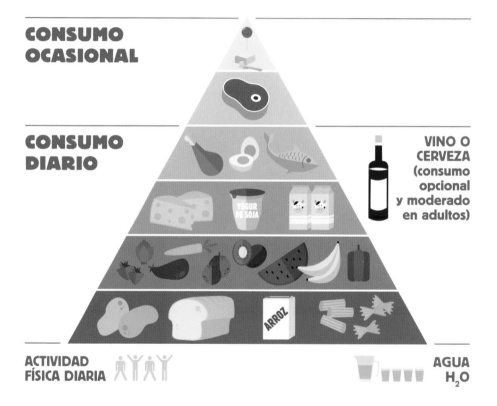

La pirámide de la SENC resume visualmente
el tipo de productos de consumo ocasional y diario.

Los principales nutrientes esenciales que nutren nuestras células son:

- **HIDRATOS DE CARBONO**
- **AGUA**
- **PROTEÍNAS**
- **GRASAS (LÍPIDOS)**
- **MINERALES**
- **VITAMINAS**

Un plan de alimentación equilibrada incluye todos los grupos alimenticios a diario: hidratos de carbono, proteínas, grasas.

La ciencia detrás de la dieta de los colores

Saber cómo el cuerpo transforma los alimentos en nutrientes y cómo, a su vez, estos se emplean para transformarse en energía, regenerar nuestros tejidos, etc., ayuda a entender la forma de comer y la importancia de hacerlo estratégicamente. Es decir, a través de estas páginas expondremos en qué consiste la nutrición en general y podremos adaptarla a nuestras características específicas. No todos tenemos las mismas necesidades y preferencias. Para implantar esta dieta en nuestros hábitos es fundamental saber cómo funciona el organismo y aprender a descifrar sus señales.

Empecemos por diferenciar «alimentación» de «nutrición». A menudo utilizamos estos dos conceptos de forma indistinta, pero no son sinónimos. La alimentación hace referencia a la forma en que proporcionamos los nutrientes esenciales de la vida al cuerpo humano. Dicho con otras palabras, nuestra dieta. Cuando hablamos de nutrición nos referimos, en cambio, al conjunto de reacciones químicas que tienen lugar en los alimentos para que estos aporten los distintos nutrientes al organismo. Es decir, «nutrición» es el proceso durante el cual nuestro organismo transforma los hidratos de carbono, las proteínas, las grasas, las vitaminas, los minerales, etc. para poder «utilizarlos».

También es cierto que cada individuo tiene unas necesidades nutritivas distintas, que dependen de muchas circunstancias personales, como la edad, el sexo, la altura, la actividad física realizada o, como veremos más adelante, el *body type* (modelo de constitución corporal).

La dieta de los colores es una pauta estándar para cualquier persona de edad indistinta, pero la forma de aplicarla (horas de las comidas, número de estas al día, etc.) y la de complementarla (suplementos dietéticos, etc.) nos ofrecen una versión personalizada que se adapta a nuestro perfil.

Clasificación de los nutrientes

Seguimos profundizando un poco más en la nutrición a fin de dejar patente la importancia de que los alimentos sean variados y de gran calidad. Solo así los nutrientes podrán satisfacer nuestras necesidades. En general, estos se encuentran en los alimentos y pueden dividirse en:

MACRONUTRIENTES

De estos necesitamos más cantidad para poder realizar todas las funciones del organismo. Se dividen en tres tipos:

• Hidratos de carbono
(o glúcidos o carbohidratos)
• Grasas (o lípidos)
• Proteínas

MICRONUTRIENTES

Los precisamos en cantidades mucho más reducidas. Son:

• Vitaminas
• Minerales

Los nutrientes y la dieta de los colores

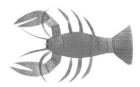

PROTEÍNAS: ALIMENTOS DEL GRUPO ROJO

Después del agua, las proteínas son el elemento más abundante en el cuerpo humano. Se encuentran en todas las células y llevan a cabo muchas funciones. Aportan al organismo el material necesario para el crecimiento, la reparación y el mantenimiento de los tejidos de los músculos. Por consiguiente, y a causa de su importancia, en el momento de incorporarlas a nuestra dieta habría que tener en cuenta tanto su calidad como su cantidad.

El valor biológico y la eficacia de las proteínas dependen, sobre todo, y más que de su cantidad, de la variedad de los aminoácidos que las componen. Así, las proteínas de origen animal superan a las de origen vegetal en cuanto a la cantidad de proteínas de elevado valor biológico.

Se recomienda que aproximadamente un 12-15 % del valor calórico total de la dieta consista en proteínas, lo que significa que se precisa aproximadamente 1 gramo de proteína por kilo de peso corporal y día. Por ejemplo, una persona de 50 kilos necesitará unos 50 gramos de proteína diaria. Si la persona realiza una importante actividad física, la necesidad de proteína aumenta a 1,2 gramos por kilo de peso y día. Es decir, en una persona de 50 kilos, sería unos 60 gramos de proteína por día. Se trata de una regla que no hace falta memorizar, puesto que en la dieta ya determinamos la cantidad exacta según el tipo de alimento.

Desde el punto de vista nutricional, no todas las proteínas poseen el mismo valor. Entre los aminoácidos que las componen, algunos son más importantes que otros, debido a la labor fundamental que desempeñan en el organismo humano y a que nuestro cuerpo no puede fabricarlos.

Estos aminoácidos son los llamados «esenciales» y solo pueden obtenerse a través de los alimentos. Cuando una proteína aporta todos los aminoácidos esenciales que necesita el organismo decimos que es una **proteína completa o de ALTO VALOR BIOLÓGICO**. Es muy importante para la vida. Las proteínas de alto valor biológico o completas son de origen animal. Tenemos un buen ejemplo de estas en:

• Todo tipo de **CARNES** y **PESCADOS** (cortes magros): aportan 18-20 g de proteínas por cada 100 g.
• **LECHE** y **YOGUR**: aportan 3 g de proteínas por cada 100 g.
• **QUESOS**: aportan 7-30 g de proteínas por cada 100 g.
• **HUEVOS**: proporcionan 6 g de proteínas por cada 100 g.

Estos alimentos proteicos deben seleccionarse magros (excepto los pescados más grasos, que son los que aportan más grasas omega-3), ya que de otra forma estaríamos aportando grasa y colesterol a la dieta.

Las proteínas que no aportan todos los aminoácidos esenciales se consideran como incompletas, y podemos encontrarlas en:

• **LEGUMBRES**: aportan 20-25 g de proteínas por cada 100 g.
• **SOJA**: aporta 33 g de proteínas por cada 100 g.
• **CEREALES**: aportan 7-14 g de proteínas por cada 100 g.
• **FRUTOS SECOS**: aportan 7-18 g de proteínas por cada 100 g.

HIDRATOS DE CARBONO:
ALIMENTOS DEL GRUPO AMARILLO Y DEL VERDE
(glúcidos o carbohidratos)

Su función principal es la de proporcionar energía al organismo. Aportan 4 kilocalorías o calorías por gramo y más de la mitad de las calorías diarias que se consumen provienen de esta fuente de energía, que está presente en los alimentos en forma de azúcares, almidón o fibra. Se recomienda que el porcentaje de hidratos de carbono que se consuma diariamente se encuentre entre un 55-60 % de la energía total.

Los hidratos de carbono están formados por carbono, oxígeno e hidrógeno, los cuales se metabolizan en el organismo en forma completa produciendo o liberando energía; por ello son la principal fuente de energía de la alimentación.

Actualmente, la clasificación de hidratos de carbono, complejos o simples, tiende a ser sustituida por la de alimentos con un bajo índice glucémico (IG) o hidratos de carbono de absorción lenta, y alimentos con alto IG o hidratos de carbono de absorción rápida.

Los más recomendados son los hidratos de carbono complejos (de bajo IG o de absorción lenta): CEREALES INTEGRALES, LEGUMBRES, VERDURAS, FRUTA, dado que con ellos también incorporamos vitaminas, minerales y fibras.

Estos alimentos producen una menor estimulación de la secreción de insulina, la cual estimula la degradación del tejido adiposo (grasa) y hace que no se forme tanta cantidad de este tejido y que se generen a la vez menos triglicéridos para el hígado.

Los hidratos de carbono de la dieta tienen que sumar como mínimo 150 gramos y deben distribuirse de forma regular durante las veinticuatro horas del día para asegurar el buen funcionamiento del organismo.

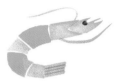

GRASAS:
ALIMENTOS DEL GRUPO MARRÓN

Las grasas constituyen, aproximadamente, un 30-35 % de las calorías totales de la dieta. Aportan 9 calorías por cada 100 gramos. Son una preciada fuente de energía, de vitaminas liposolubles (A, D y K) y de ácidos grasos esenciales.

Los ácidos grasos son los componentes de las grasas. Por medio de la grasa de los alimentos aportamos a nuestro organismo los ácidos grasos esenciales, que son los que este no puede producir. Se dividen en:

SATURADOS: son de origen animal e implican un aumento del colesterol LDL («malo») en sangre y de enfermedades cardiovasculares. Por ello se tiende a reducir su consumo. Se trata de una grasa sólida a temperatura ambiente y es la más aterogénica, es decir, la que posee más capacidad de formar placas de ateroma en las arterias y, por tanto, de favorecer su obstrucción. Se encuentran en:

- MANTEQUILLA
- CREMA DE LECHE
- LÁCTEOS ENTEROS
- CARNE DE CORDERO, DE CERDO, DE AVE, etc.
- YEMA DE HUEVO

INSATURADOS: son generalmente de origen vegetal, a excepción del pescado. A estos ácidos grasos se los asocia con unos mayores niveles de colesterol HDL («bueno») y una menor incidencia de trastornos cardíacos. Podemos encontrarlos en los siguientes alimentos:

• SEMILLAS DE GIRASOL (ácido linoleico: omega-6)
• FRUTOS SECOS (ácido linoleico: omega-6)
• SEMILLAS DE LINO (ácido omega-3)
• CEREALES INTEGRALES (ácido linoleico: omega-6)
• GERMEN DE TRIGO (ácido linoleico: omega-6)
• NUECES y AVELLANAS (ácido omega-3)
• PESCADO, MARISCO (ácido omega-3)
• ACEITE DE OLIVA y ACEITUNAS (ácido linoleico: omega-9)
• ACEITE DE SOJA (ácido omega-3)
• ACEITE DE GIRASOL, DE MAÍZ, DE SOJA, etc. (ácido linoleico omega-6)

Otro apunte sobre los ácidos grasos insaturados: estos se subdividen, a su vez, en grasas monoinsaturadas, que son de origen animal y vegetal y cuyo mejor embajador es el ácido linoleico omega-9 (como hemos señalado, básicamente se encuentran en el aceite de oliva y en las aceitunas), y grasas poliinsaturadas, en las que hallamos los ácidos grasos esenciales, que no pueden ser sintetizados ni fabricados por nuestro organismo y que, por tanto, deben incluirse en la dieta. Son los populares omega-3 y omega-6.

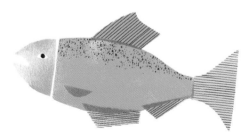

OMEGA-3

Reduce el colesterol LDL («malo»)
Aumenta el HDL («bueno»)
Incrementa las defensas
Protege contra las enfermedades cardiovasculares
Reduce la incidencia de algunos tipos de cáncer
Favorece la salud mental

Se encuentra en...
Pescado, marisco
Semillas de lino y aceite de soja
Nueces y avellanas

OMEGA-6

Reduce el colesterol LDL («malo»)
Aumenta el HDL («bueno»)
Forma parte de las membranas celulares

Se encuentra en...
Aceite (de girasol, maíz, soja, oliva, etc.)
Cereales integrales
Germen de trigo
Semillas de girasol
Frutos secos

Información

Omega-3 - Omega-6 - Omega-9

La publicidad y el mercado están saturados de productos de alimentación que basan su valor diferencial en los saludables ácidos grasos. Hoy en día es posible encontrar todo tipo de artículos con la etiqueta «omega-3, 6 o 9» para atraer nuestra atención. Pero ¿sabemos qué son realmente? Estas grasas protegen muchos órganos vitales de nuestro cuerpo (piel, riñones, hígado y corazón). Ayudan también a aumentar nuestras defensas para luchar contra algunos tipos de cáncer. Ahora bien, para que su aportación se traduzca en una buena salud hace falta un buen equilibrio, sobre todo entre el omega-3 y el omega-6. La recomendación general es la de consumirlos en una proporción omega-6 / omega-3 de 5 a 1.

Cuando ingerimos grasa esta se almacena en unos depósitos y forma el tejido adiposo, que tiene muchas funciones necesarias para la vida:

• Protección de distintos órganos del cuerpo.
• Forma parte de células fundamentales como el cerebro.
• Transporte y absorción de las vitaminas solubles en grasa (A, D, E y K).
• Reserva de energía.
• Función metabólica.

Como ya sabemos, no todas las grasas son iguales. Algunas son necesarias y beneficiosas para la salud y otras no. Es importante señalar que el exceso de grasas, ya sean buenas o no, nunca es saludable, y que pueden ser el origen de muchas patologías: obesidad, diabetes, problemas cardiovasculares, síndrome metabólico (hipertensión, colesterol, obesidad) y algunos tipos de cáncer. Cabe decir también que ninguna de las grasas es «mala» por sí misma.

Otro aspecto a tener en cuenta es que hay que consumirlas con moderación por su elevada aportación calórica. En este sentido, son mucho más saludables las de origen vegetal, como por ejemplo el aceite de oliva virgen (rico en grasas monoinsaturadas y en antioxidantes), al contrario de las grasas saturadas de origen animal (embutidos, carnes rojas, bollería industrial o grasas lácteas, entre otras).

La clasificación tradicional de las grasas se completa con:

• Las grasas trans
• El ácido linoleico conjugado (CLA)
• El colesterol

Las grasas trans

Las temidas grasas trans son de origen vegetal, pero han sido sometidas al proceso industrial de hidrogenación, que permite que se conviertan en sólidas a temperatura ambiente y, de esta forma, prolongan la vida del producto. ¿Podéis imaginaros el impacto que tienen sobre nuestras arterias?

Su comportamiento es similar al de las grasas saturadas, pero son más nocivas porque incrementan el colesterol malo y disminuyen el bueno (aumentan el riesgo de sufrir enfermedades cardiovasculares y arterioesclerosis).

Se encuentran en: margarinas, pan envasado, galletas (algunas), pizzas (algunas), patatas fritas (chips), snacks.

El ácido linoleico conjugado (CLA)

El CLA es un ácido graso que nuestro cuerpo no puede fabricar. Se produce durante la digestión de las grasas en el estómago de algunos animales, posteriormente se almacena en distintos tejidos y pasa a formar parte de productos derivados de estos, como la carne, la leche, etc.

Algunos estudios indican que la inclusión del CLA en la pauta alimenticia, junto con un programa de aumento de la actividad física, puede reducir la grasa corporal, ya que disminuye o inhibe el transporte de la grasa hasta los adipocitos o células donde esta se almacena, además de que favorece la eliminación de la que ya está presente en nuestro cuerpo. Lo encontramos, por ejemplo, en la leche semidesnatada, la mantequilla light, la mozzarella, el queso light, el cordero, etc.

El colesterol

Se encuentra en todo el organismo, desde la piel hasta los músculos, el hígado, el sistema nervioso, los intestinos, el corazón, etc. Una parte de este colesterol la fabrica nuestro propio cuerpo (el hígado) y otra se consigue a través de los alimentos de origen animal. Lo necesitamos para la formación de las hormonas, la vitamina D y las membranas celulares.

El nivel del colesterol en sangre aumenta más por el consumo de grasas totales en nuestra dieta (mantequilla, embutidos o beicon, por ejemplo) que por el consumo de productos ricos en colesterol, como los lácteos, la yema de huevo, la carne (sobre todo la casquería), el pescado o el marisco.

Información

**Cómo funcionan el colesterol «BUENO» (HDL)
y el colesterol «MALO» (LDL)**

El bueno es aquel que va desde los órganos hasta el hígado, donde se destina a las diferentes funciones básicas del cuerpo, como la fabricación de hormonas.

El malo sigue el sentido contrario; desde el hígado llega hasta los tejidos y órganos, o bien se deposita en la pared arterial y forma las placas de ateroma, que acaban produciendo la arterioesclerosis.

Vitaminas y minerales

Pertenecen al grupo de los micronutrientes. Son sustancias esenciales para el organismo, pero deben consumirse en cantidades muy reducidas.

Se trata de nutrientes protectores que se encargan de cubrir las necesidades básicas del organismo para evitar enfermedades, así como de controlar el uso que se da a otros nutrientes.

El lema «5 al día», que proclama el consumo de cinco raciones diarias entre frutas y otros vegetales, es una forma fácil de garantizar la aportación de vitaminas y minerales (alimentos protectores).

Las personas que deben seguir dietas de menos de 800 calorías por día o que presentan problemas de absorción de determinados nutrientes tienen que tomar suplementos de estas vitaminas y minerales, siempre prescritos por el médico que les realiza la dieta.

Vitaminas principales y alimentos donde podemos encontrarlas:

Vitamina A: mantequilla, yema de huevo, leche entera, frutas.
Vitaminas del grupo B: legumbres, huevos, cereales, levadura de cerveza. (Ácido fólico: vegetales, carne, huevos.)
Vitamina B_{12}: carne, huevos, pescado, leche.
Vitamina C: frutas (principalmente cítricos) y hortalizas.
Vitamina D: aceites de pescado, salmón, arenque, mantequilla. También puede formarse en la piel por la acción de los rayos ultravioletas.
Vitamina E: aceites vegetales, frutos secos, verduras.
Vitamina K: vegetales, cereales, carne y leche.

Hay que saber...

Deprisa, deprisa...
¡Los alimentos pierden sus vitaminas!

Vitamina C
• Su contenido en los vegetales se reduce un 50 % después de cuarenta y ocho horas de su recolección.
• Las verduras guardadas en el frigorífico, incluso en la parte más fría de este, pierden aproximadamente hasta un 70 %.
• En la lechuga, su contenido se reduce un 50 % después de veinticuatro horas de su recolección, hasta un 75 % después de cuarenta y ocho horas, y puede llegar a un 0 % de vitamina C si se deja un tiempo largo en remojo o si se conserva durante unos cuantos días.
• En la manzana pelada se pierden hasta 12 miligramos de vitamina C.
• En los espárragos congelados a 0 °C, durante una semana se pierde un 50 % de vitamina C. Si se mantienen a temperatura ambiente (+/- 24 °C) se llega a perder hasta un 90 % de esta vitamina.
• En la col cruda, tras unos pocos días de almacenamiento se pierde casi la totalidad de la vitamina C.
• En las patatas crudas almacenadas a temperatura ambiente se pierde un 15 % de vitamina C al mes.

Vitamina B
• Si se lava el arroz se pierde todo su contenido de vitamina B.
• En los cereales, en el caso de que se almacenen en un ambiente húmedo (17 % de humedad), se pierde hasta un 30 % de vitaminas en cinco meses.
• En el grano integral de trigo, cuando este se transforma en harina molida, el contenido de vitamina B_6 llega a reducirse hasta un 38 % de su totalidad. La pérdida vitamínica aumenta hasta un 78 % si se transforma en pan blanco. Las pérdidas llegan hasta el 86 % del contenido inicial si la harina se refina para elaborar productos de pastelería.

CLASIFICACIÓN DE LAS VITAMINAS

VITAMINAS LIPOSOLUBLES
(solubles en grasas)

VITAMINAS HIDROSOLUBLES
(solubles en agua)

Precisan la presencia de grasas o aceites para que nuestro cuerpo pueda absorberlas. Suelen encontrarse en las partes grasas de la carne y en las frutas y verduras.

Pueden almacenarse en distintos órganos y tejidos de nuestro organismo, especialmente en el hígado:

Vitamina A
Vitamina D
Vitamina E
Vitamina K

Requieren que haya agua en el tubo digestivo para que el organismo pueda absorberlas.

No se almacenan en órganos o tejidos de nuestro cuerpo, por ello es necesaria una aportación diaria, a través de la alimentación, de este tipo de vitaminas:

Vitamina B_1
Vitamina B_2
Vitamina B_3
Vitamina B_5
Vitamina B_6
Vitamina B_9
Vitamina C
Vitamina H

VITAMINAS: INGESTA RECOMENDADA, FUENTES DIETÉTICAS Y FUNCIONES EN ADULTOS

VITAMINAS	NECESIDADES DE HOMBRES Y MUJERES	FUENTES DIETÉTICAS	PAPEL EN LA SALUD
Vitamina A (retinol) **Carotenos** (provitamina A)	1 0,8	**Retinol:** hígado, leche, yema de huevo, mantequilla, queso. **Carotenos:** tomate, zanahoria, calabaza, pimiento rojo, verdura de hoja verde. Albaricoque, mango.	Es un constituyente del pigmento visual (rodopsina). Refuerza el sistema inmunitario. Protege la piel y las mucosas. Efecto anticancerígeno. Los carotenos son antioxidantes.
Vitamina D (colecalciferol)	0,01 0,01	Aceite de hígado de bacalao, huevo, margarina, leche, atún, salmón, sardinas y la exposición solar.	Necesaria para absorber calcio en el intestino y para la formación de dientes y huesos.
Vitamina E	10 8	Aceites vegetales, germen de trigo, frutos secos y margarina.	Antioxidante frente a la agresión de los radicales libres.
Vitamina K (filoquinona)	0,08 0,06	Vegetales de hoja verde.	Esencial para la coagulación de la sangre.
Vitamina B_1 (tiamina)	1,5 1	Cerdo, casquería, cereales integrales, legumbres, frutos secos.	Necesaria para el metabolismo de los hidratos de carbono y las grasas. Esencial para metabolizar el alcohol.

>>>

Vitamina B$_2$ (riboflavina)	1,7 1,3	Leche, yogur, huevo, carne, pescado, cereales enriquecidos.	Aporta energía para el metabolismo de los alimentos y para el funcionamiento de la vitamina B$_6$.
Vitamina B$_3$ (niacina)	19 15	Hígados, carnes magras, cereales, frutos secos, legumbres.	Aporta energía para metabolizar alimentos. Necesaria para sintetizar neurotransmisores. Ayuda a mantener la piel sana.
Vitamina B$_6$ (piridoxina)	2 1,6	Carnes, pescados, vegetales, frutos secos, cereales integrales.	Esencial para el metabolismo de los hidratos de carbono y las proteínas. Refuerza el sistema inmunitario.
Ácido pantoténico	4-7 4-7	Carnes y vegetales.	Básico para la síntesis del colesterol y los glóbulos rojos. Fundamental en el metabolismo energético.
Ácido fólico	0,2 0,2	Vegetales de hoja verde, coles, brécol, legumbres, cereales integrales, hígado.	Necesario para la formación de las células, interviene en la síntesis de ADN y ARN. Evita defectos del sistema nervioso en los fetos. Disminuye el riesgo de ciertos tipos de cáncer. Reduce el riesgo de enfermedades cardiovasculares.

Vitamina B$_{12}$ (cianocoba-lamina)	0,002 0,002	Carnes, huevos, lácteos.	Vital para la producción de ADN y ARN. Esencial para la formación de mielina (vainas de recubrimiento de los nervios).
Biotina	0,03-0,1	Legumbres, vegetales, car-nes, huevo.	Importante en la síntesis de las grasas y el coleste-rol, las proteínas y el glu-cógeno.
Vitamina C	60	Frutas y verduras, en es-pecial cítricos, fresas, kiwi, pimiento, tomate y patata.	Imprescindible para la sín-tesis del colágeno, una pro-teína esencial para mante-ner sanas las encías, los dien-tes, los cartílagos, los hue-sos y la piel. Implicada en el sistema inmunitario. Ne-cesaria para la síntesis de noradrenalina y serotonina. Antioxidante celular. Favo-rece la absorción del hierro.

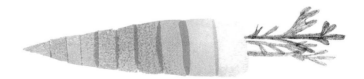

Minerales en la dieta

Los minerales más abundantes en la corteza terrestre son precisamente aquellos que más necesitamos: el calcio, el hierro, el sodio y el potasio.

Calcio

Es el mineral más abundante en nuestro cuerpo. Participa en:

- La formación y el mantenimiento de los dientes, los huesos y las uñas.
- La coagulación sanguínea.
- La contracción muscular.
- La transmisión nerviosa.
- La reducción del riesgo de hipertensión arterial.
- La reducción del riesgo de resistencia a la insulina.
- La prevención de la osteoporosis.

Información

Calcio para adelgazar

Algunos estudios recientes han relacionado el incremento del consumo de calcio con un aumento de la oxidación de la grasa. Parece ser que una mayor ingesta de alimentos ricos en calcio produce una menor concentración de este mineral dentro de las células grasas. Además, con ello se activa una hormona, el calcitriol, que, aparte de actuar sobre los huesos (provocando la liberación de calcio en la sangre), acelera el metabolismo, lo que favorece la pérdida de peso.

Es importante dejar claro que:

- Es muy difícil cubrir la necesidad diaria de calcio si no se consumen lácteos.

• Al parecer, los suplementos de calcio no son tan efectivos como el calcio que se obtiene de la dieta.

PRINCIPALES FUENTES DE CALCIO

Lácteos: leche, yogur, queso (mejor los lácteos desnatados).
Pescados enlatados con espinas: sardinas, anchoas, salmón.
Vegetales: berros, brécol, acelgas, hinojo, espinacas.
Legumbres: garbanzos, lentejas, soja.
Frutos secos: avellanas, almendras.
Fruta seca deshidratada: orejones.
Frutas: higos.
Semillas de sésamo.

Hierro

Este mineral se oxida al pasar por los pulmones y esto hace que transporte el oxígeno a todas las células y los tejidos del cuerpo. Si hay un déficit de hierro se produce una anemia, cuyos síntomas son: cansancio, falta o reducción del rendimiento intelectual, más susceptibilidad a padecer infecciones en el organismo.

El 65% del hierro es parte de la hemoglobina, proteína encargada de transportarlo desde el pulmón hasta los tejidos. Una vez que ha realizado su misión, esta pasa al bazo y a los huesos y allí se destruye.

El déficit de hierro es frecuente, sobre todo en los adolescentes y en mujeres en edad fértil, ya que la pérdida de este mineral durante la menstruación es superior a la cantidad ingerida. Durante el tercer trimestre del embarazo también son más frecuentes las anemias, puesto que es durante estos últimos tres meses cuando tiene lugar la transferencia de hierro al feto. Por tanto, para evitar una posible anemia ferropénica, la cantidad obtenida a través de la alimentación en el último trimestre de embarazo debe ser superior.

Cabe decir que el hierro que proviene de alimentos de origen animal se absorbe mejor que el de origen vegetal, si bien esto también depende de la cantidad que se consuma de ambos, es decir, deberíamos comer una mayor porción de alimentos de origen vegetal para alcanzar el hierro que aportaría una menor cantidad de alimento de origen animal. Un buen recurso para facilitar su asimilación consiste en asociar alimentos o suplementos ricos en este mineral a la toma de vitamina C. Por ejemplo, un zumo de naranja facilita su absorción.

PRINCIPALES FUENTES DE HIERRO

Carne, hígado y casquería.
Aceitunas.
Frutas: frambuesas, moras e higos.
Fruta seca deshidratada: albaricoque.
Cacao: el chocolate con leche aporta la mitad de hierro
  que el chocolate negro (sin leche).
Huevos.
Legumbres.
Cereales integrales.

Sodio

El sodio se encuentra disuelto en el líquido que rodea las células, entre las células del plasma sanguíneo, en los ganglios linfáticos, en el sudor y en la orina, y a través de estos últimos se elimina el sobrante. Es un mineral necesario para que el organismo retenga el agua que precisa a fin de que exista un buen funcionamiento de los nervios y los músculos. Su déficit se produce en raras ocasiones, pero puede darse en personas que sudan en exceso o hacen mucho deporte, puesto que es un mineral que se elimina por el sudor.

La sal de mesa es el producto que contiene más sodio. En realidad, una cucharadita rasa al día (6 gramos) constituye la dosis óptima de sodio. Muchos productos de consumo habitual, como los embutidos y las conservas, aportan mucha cantidad de este mineral. Otros alimentos como la carne o los huevos también contienen sodio.

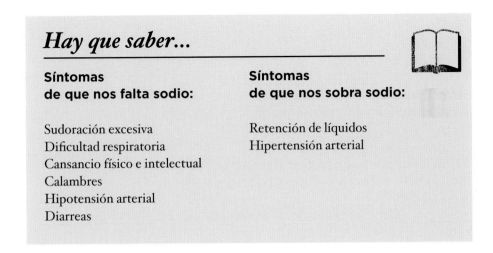

Hay que saber...

**Síntomas
de que nos falta sodio:**

Sudoración excesiva
Dificultad respiratoria
Cansancio físico e intelectual
Calambres
Hipotensión arterial
Diarreas

**Síntomas
de que nos sobra sodio:**

Retención de líquidos
Hipertensión arterial

Para reducir el consumo de sal, en su lugar podemos utilizar hierbas aromáticas y especias, así como sal con menor contenido en sodio. No obstante, hay que asegurarse de que exista un equilibrio entre la cantidad de sodio y de potasio.

Potasio

El potasio se encuentra en el interior de las células y, además de mantener el equilibrio de los líquidos en el organismo, es básico para que puedan transmitirse los impulsos nerviosos y exista un buen funcionamiento de las células musculares. También es importante para que el riñón elimine toxinas y contribuya a almacenar los hidratos de carbono, que van a convertirse en energía. Asimismo es imprescindible para controlar el ritmo del corazón y la tensión arterial, y contribuye a que el organismo no retenga un exceso de líquidos.

Los síntomas más habituales ante un déficit de potasio son:

• Debilidad muscular
• Mareos
• Confusión mental
• Depresión
• Ralentización del ritmo cardíaco
• Ralentización del ritmo respiratorio

Puede producirse un déficit de potasio en las personas que toman mucho café, alcohol o alimentos muy salados.

PRINCIPALES FUENTES DE POTASIO

Fruta: plátano, albaricoques, higos secos, uva, melocotón, ciruelas, pasas, fresas, melón, aguacate, cítricos (naranja, kiwi, pomelo).
Vegetales: tomate, calabacín, patata, zanahoria, coles de Bruselas, brécol.
Otros: champiñones, legumbres, frutos secos (almendras).

La cantidad diaria recomendada de este mineral en los adultos y los niños a partir de diez años es de 2.000 miligramos al día. Se recomienda que los más pequeños consuman 1.000-1.600 miligramos al día. Es importante destacar que tanto el sodio como el potasio son importantes para mantener el equilibrio de líquidos que necesita nuestro cuerpo (bomba de sodio-potasio). Al mismo tiempo, ambos minerales se complementan en su función. De esta forma, si tomamos mucha cantidad de potasio a través de nuestra alimentación eliminaremos más sodio.

MINERALES: INGESTA RECOMENDADA, FUENTES DIETÉTICAS Y FUNCIONES EN ADULTOS

MINERALES	NECESIDADES DE HOMBRES Y MUJERES (MG)	FUENTES DIETÉTICAS	PAPEL EN LA SALUD
Calcio	800 800	Leche y derivados lácteos, legumbres.	Esencial para la formación de los huesos y los dientes. Necesario para la transmisión de los impulsos nerviosos y de la contracción muscular. Importante para la síntesis de los factores de coagulación.
Fósforo	800 800	Carnes, pescados, huevos, lácteos, legumbres, cereales.	Participa en la formación de los huesos y los dientes. Necesario para la actividad de los nervios y los músculos.
Magnesio	350 280	Cereales integrales, vegetales de hoja verde.	Interviene en la transmisión de impulsos eléctricos en los nervios. Actúa como constituyente de huesos y dientes. Contribuye al equilibrio ácido-base. Necesario para el funcionamiento del músculo cardíaco.

>>>

Azufre	Desconocida	Proteínas de la dieta y aditivos con azufre.	Interviene en la síntesis del colágeno y en la coagulación sanguínea. Forma parte de los aminoácidos que contienen azufre (metionina y cisteína).
Sodio	1.100-3.300	Sal común.	Participa en el balance del agua y los electrólitos y en el equilibrio ácido-base. Es necesario para mantener una función nerviosa normal.
Cloro	700 700	Sal común.	Funciones que se superponen a las del sodio.
Potasio	2.000 10	Vegetales de hoja verde, patatas, frutas, leche, carne, café y té.	Esencial en la regulación del agua y del equilibrio ácido-base. Importante en la transmisión del impulso nervioso y la contracción de los músculos.
Hierro	15	Carnes, huevos, legumbres, cereales integrales.	Constituyente de la hemoglobina, imprescindible para transportar el oxígeno. Constituyente de la mioglobina del músculo.
Flúor	1,5-4	Agua, té, pescados.	Interviene en la formación de huesos y dientes.

Zinc	15 12	Carnes, pescados, huevos, cereales integrales y legumbres.	Facilita la cicatrización de las heridas. Participa en el sistema inmunitario. Implicado en el funcionamiento de los órganos sexuales, en el gusto y en el olfato. Interviene en el metabolismo de las grasas, las proteínas y los hidratos de carbono.
Cobre	1,5-3	Carnes, agua.	Formación de la hemoglobina. Forma parte de diversas enzimas. Ayuda a metabolizar el hierro.
Selenio	0,07 0,07	Pescados, carnes y cereales.	Antioxidante celular que ayuda a la vitamina E. Relacionado con mecanismos de inmunidad. Probable efecto anticancerígeno.
Yodo	0,15	Pescados, lácteos, vegetales, sal yodada.	Es esencial para la formación de las hormonas tiroideas en la glándula tiroides.
Cromo	0,075- 0,25 0,05-0,25	Legumbres, cereales integrales, casquería, grasas y aceites vegetales.	Interviene el metabolismo de los hidratos de carbono. Favorece la acción de la insulina.

PRINCIPALES MINERALES Y ALIMENTOS DONDE PODEMOS ENCONTRARLOS

Calcio: productos lácteos y espinas de pescado.
Fósforo: carne, pescado, huevos, lácteos.
Magnesio: verduras, legumbres, frutos secos, chocolate, carne, marisco.
Sodio: sal común.
Potasio: frutas, verduras, hortalizas, leche, carne.
Hierro: carne, huevos, legumbres, cereales integrales.
Zinc: ostras, carne, pescado, huevos, cereales integrales, legumbres, leche.
Selenio: carne, pescado, marisco.
Yodo: pescado, sal yodada.

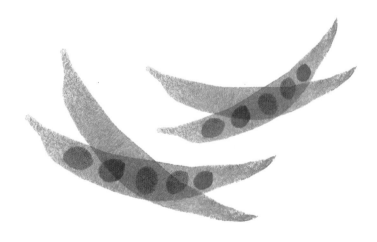

2

UN MENÚ VERDE

—

La fibra imprescindible

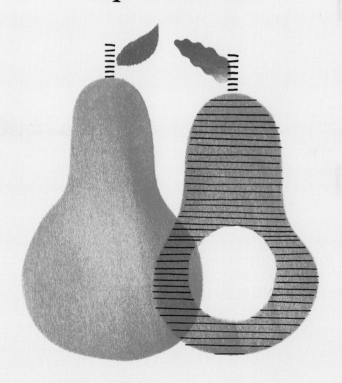

La dieta de los colores se basa en la clasificación de los alimentos en cuatro grupos principales, pese a que muchos alimentos podrían encontrarse a medio camino entre el verde y el amarillo, como los vegetales y los hidratos de carbono (el caso de la calabaza, por ejemplo). Hemos optado por una ordenación unívoca para que no haya dudas sobre qué alimentos pertenecen a cada color y cómo se distribuyen en las raciones que hombres y mujeres deben consumir a diario.

Asimismo, hemos relacionado cada uno de los colores con un macronutriente: el rojo y la proteína, el marrón y las grasas, el amarillo y los hidratos de carbono. ¿Y el verde? En este capítulo vincularemos el papel de los vegetales a la imprescindible fibra, parte estratégica de cualquier menú. Además, en la dieta de los colores, el grupo verde se distingue por ser el único sin limitaciones. Podemos tomar los alimentos de este grupo tantas veces como nos apetezca y en la cantidad que deseemos. Los vegetales representan una fuente de salud inestimable, ayudan a regular nuestro tránsito intestinal y aportan sensación de saciedad.

Pobres en fibra

Las características genéticas de los seres humanos de hoy en día no son tan distintas a las de sus antepasados de hace miles de años atrás. Sin embargo, en las últimas décadas hemos cambiado radicalmente nuestros hábitos alimenticios. La dieta tradicional era muy rica en legumbres, frutas y vegetales, mientras que en la actualidad predominan las proteínas y las grasas de origen animal. Este cambio en nuestra alimentación constituye la base científica para poder relacionar muchas enfermedades metabólicas y del aparato digestivo con la falta de fibra.

Nuestra dieta apenas contiene residuo debido a la ausencia de la fibra necesaria que se encuentra en las legumbres, la fruta y la verdura. Esta carencia supone en una persona adulta un factor de riesgo que contribuye al desarrollo de muchas enfermedades. Se trata de un hecho de gran importancia ya desde la infancia, puesto que puede influir de manera decisiva en la aparición de distintas patologías como la obesidad, la diabetes, la hipercolesterolemia, el estreñimiento crónico, la diverticulosis, el cáncer de colon, etc.

Entendemos por «fibra» la parte comestible de los vegetales que el sistema digestivo no puede procesar porque las enzimas del intestino humano no tienen capacidad para descomponerla. Se clasifica en dos tipos:

Fibra soluble

Retiene agua y forma geles. Retrasa la absorción de los nutrientes, por lo que resulta aconsejable en los casos de diabetes y obesidad, ya que reduce el índice glucémico. También ayuda a disminuir el colesterol, lo que hace que a su vez descienda el riesgo de sufrir enfermedades cardiovasculares. Otro plus: sacia y resulta ideal en las dietas para bajar peso.

¿DÓNDE ENCONTRAMOS LA FIBRA SOLUBLE?

• Avena
• Pulpa de frutas y vegetales (pectina), especialmente de la naranja, la manzana y la zanahoria
• Salvado de avena
• Cebada
• Semillas de lino
• Semillas de sésamo
• Semillas de girasol
• Legumbres

Fibra insoluble

Se mantiene prácticamente intacta durante toda la digestión. No puede absorber y retener una gran cantidad de agua, pero contribuye al peso de las heces haciendo que su volumen en el intestino aumente y, en consecuencia, estimula la movilidad de este y favorece la evacuación. Se recomienda en casos de estreñimiento, hemorroides o diverticulosis.

¿DÓNDE ENCONTRAMOS LA FIBRA INSOLUBLE?

- Salvado de trigo
- Frutos secos
- Cereales integrales
- Piel de la fruta
- Legumbres
- Semillas de lino
- Semillas de sésamo
- Semillas de girasol
- Hojas y tallos de vegetales

Cuando se introduce una alimentación rica en fibra es mejor hacerlo poco a poco para evitar problemas intestinales, como las flatulencias, etcétera. Por otra parte, cabe recordar que una alimentación rica en fibra debe acompañarse de la adecuada cantidad de líquido (2 litros de agua al día) para que esta pueda cumplir con su función: regular el tránsito intestinal.

El 70 % de la fibra fermenta en el intestino grueso y una parte se elimina a través de las heces y la orina.

Hay que saber...

Propiedades de la fibra dietética

1. Resistencia a la digestión: el sistema enzimático humano no es capaz de atacar o de digerir las sustancias que la componen.

2. Capacidad de absorción y retención de agua: esta se ve condicionada sobre todo por su grado de solubilidad. El agua queda fijada a la superficie de la fibra o queda atrapada en el interior de su estructura, y así se produce su absorción. Según su solubilidad, distinguimos entre:

- Fibras insolubles: (fibrosas): captan poca agua y forman mezclas de baja viscosidad. Son la celulosa, algunas hemicelulosas y, sobre todo, la lignina.
- Fibras solubles (gelificantes): en contacto con el agua forman un retículo donde queda atrapada esta agua y se gelifica la mezcla. Se trata de las gomas, los mucílagos, las pectinas y algunas hemicelulosas.

3. Fijación de sustancias orgánicas e inorgánicas: la fibra dietética va a través del intestino, donde desarrolla su capacidad de hidratación y de absorción (fijación), que varía dependiendo de si las sustancias son orgánicas o inorgánicas. Las sustancias que pueden quedar atrapadas en el interior de la estructura química de la fibra o bien «unidas» por enlaces químicos a esta son:

- Hidratos de carbono
- Proteínas
- Grasas
- Vitaminas
- Minerales
- Sales biliares

4. Fermentación en el intestino grueso: la fibra dietética llega de forma inalterada al intestino grueso. En el colon, que posee un gran número de enzimas con mucha actividad metabólica, estas pueden digerir en mayor o menor medida la fibra dependiendo de su composición química y de su estructura.

La fermentación es una reacción de descomposición que se produce cuando la flora bacteriana del colon actúa sobre las sustancias que han resistido la acción de las enzimas digestivas. Dichas sustancias están formadas por materiales de origen vegetal (a excepción del moco intestinal).

Los sustratos fermentativos que utiliza la flora intestinal son:

- La fibra dietética
- El almidón resistente
- Los hidratos de carbono mal absorbidos en el intestino delgado (lactosa o fructosa)
- Moco intestinal

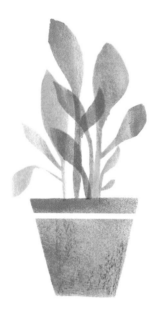

Contenido de fibra dietética en los principales alimentos

(Fibra dietética total: g/100 g de alimento)

FRUTAS

Pera Barlett fresca, sin pelar	2,8
Bayas azules frescas	2,7
Manzana Red Delicious, sin pelar	2
Albaricoque en almíbar	1,8
Fresas frescas	1,8
Mandarina	1,8
Plátano	1,7
Naranja	1,7
Pera en almíbar extralight	1,7
Manzana Red Delicious, pelada	1,5
Pomelo rosa con membrana	1,4
Ciruela fresca sin pelar	1,2
Nectarina sin pelar	1,2
Uva Thompson verde	1
Piña en conserva en su jugo	0,7
Pomelo rosa sin membrana	0,5
Pomelo blanco sin membrana	0,4
Sandía	0,4

VEGETALES

Coles de Bruselas congeladas, cocidas	4,1
Brécol fresco, hervido	3,5
Brécol crudo	3,3
Calabaza en conserva	2,9
Zanahoria pelada, cruda	2,5

>>>

Setas en conserva	2,5
Patata asada con piel	2,5
Nabo verde congelado	2,5
Coliflor cruda	2,3
Patatas fritas	2,3
Cebolla verde cruda	2,2
Judías verdes, corte francés, en conserva	2,1
Coliflor fresca, cocida	2,1
Maíz entero congelado	2,1
Espárragos frescos cocidos	1,9
Judías verdes, corte entero, en conserva	1,9
Maíz entero, en conserva	1,9
Apio crudo	1,8
Apio fresco cocido	1,8
Col cruda	1,7
Cebolla amarilla cruda	1,7
Pimiento verde crudo	1,7
Boniato cortado, en conserva, en su jugo	1,7
Espárragos enteros en conserva	1,6
Rábano rojo crudo	1,4
Patata hervida sin piel	1,3
Judías germinadas en conserva	1,2
Pepino sin pelar	0,9
Tomate en conserva	0,7
Pepino pelado	0,6

CEREALES REFINADOS

Copos de trigo	4,3
Pan italiano	3,8
Pan italiano con semillas de sésamo	3,4
Pan de maíz	3
Harina blanca de trigo	2,9
Pan francés	2,7
Copos tostados de arroz, trigo integral y cebada	2,7

Pan blanco de trigo	2,6
Cereales de trigo inflado con miel	2,3
Galletas	2,1
Macarrones hervidos	2
Cereales de arroz inflado	1,9
Tallarines con huevo, cocidos	2
Espaguetis cocidos	1,5
Arroz blanco hervido	0,4

CEREALES RICOS EN FIBRA

Salvado de trigo	30,1
Cereales de trigo integral	19,5
Cereales de salvado de avena cruda	17
Germen de trigo	14

FRUTOS SECOS

Almendras con piel	8,8
Cacahuetes	6,8
Nueces	3,8

LEGUMBRES

Guisantes secos	16,7
Garbanzos crudos	15
Lentejas crudas	11,7
Guisantes congelados (crudos)	7,8
Guisantes en conserva	6,3
Garbanzos hervidos	6
Guisantes frescos (crudos)	5,2
Guisantes cocidos	5,2
Habas en conserva	5,2
Alubias en conserva	4,2
Habas cocidas	4,2
Lentejas cocidas	3,7
Guisantes verdes en conserva	3,3

>>>

Alubias cocidas	3,2
Guisantes negros en conserva	3,1
Lentejas guisadas	2,4

OTROS

Coco triturado	6,6
Pasas de Corinto	4,2
Aguacate	3,9
Aceitunas negras	2,2
Aceitunas verdes	2

La fibra y el tratamiento de enfermedades gastrointestinales y metabólicas

En algunas plantas encontramos tipos de fibras que pueden utilizarse con fines terapéuticos. Destacamos:

Plantago ovata

Es una planta herbácea originaria del sur de Asia (del norte de la India, de donde procede gran parte del suministro mundial, Pakistán e Irán).

Pertenece a la familia de las zaragatonas y sus semillas contienen fibras solubles e insolubles en una relación aproximada de 20-80, respectivamente. Ahora bien, en las cutículas, la relación es inversa, de 70-30, es decir, contiene más cantidad de solubles que de insolubles.

Puesto que la FDA (Food and Drug Administration) recomienda, en una persona sana, un consumo de fibra insoluble del 70-75%, y de fibra soluble, del 25-30%, las semillas de *Plantago ovata* constituyen una fuente de fibra ideal.

He aquí las ventajas terapéuticas de esta planta:

• Regula el tránsito intestinal, no solo por su capacidad de captar agua y de aumentar, por consiguiente, de volumen, sino porque también consigue normalizar la consistencia de las heces y el tiempo de tránsito de estas a través del colon.
• Reduce la incidencia de cáncer de colon y recto.
• Aumenta la eliminación de los ácidos biliares a través de las heces.
• Disminuye los niveles de colesterol en la sangre.
• Mejora la curva de glucosa en las personas diabéticas, especialmente en las no insulinodependientes (tipo 2).

Glucomanano

Se trata de una fibra soluble que se extrae de los tubérculos de una especie de la familia de las aráceas (*Amorphophallus konjac*), originaria del sudeste de Asia. Es muy valorada en Japón por sus efectos dietéticos (acalóricos) y reguladores del intestino.

Además, absorbe mucha agua y presenta una gran viscosidad, así como poco intercambio iónico, lo que la convierte en un tipo de fibra ideal para regular los niveles de glucosa y colesterol. Esta capacidad de absorber gran cantidad de agua provoca sensación de saciedad, ya que las moléculas de agua que se incorporan a la cadena del polisacárido hacen que se hinche. Por el mismo mecanismo, el glucomanano puede absorber determinadas moléculas exógenas, como lípidos, esteroles o azúcares en el tracto gastrointestinal y los elimina del organismo por medio de un aumento de la excreción. Es por esta razón por la que el glucomanano es útil para controlar el peso corporal, aunque ya profundizaremos en su papel en la dieta de los colores en el próximo capítulo sobre el control del apetito.

Goma de guar

Se encuentra en las semillas de la planta leguminosa bianual *Cyamopsis tetragonoloba* y *psoralioides*, originaria de la India.

La fibra purificada de goma guar es un polvo blanco e insípido, que al mezclarse con agua forma un gel viscoso. Gracias a que aumenta la viscosidad del contenido gastrointestinal, consigue retrasar la absorción de nutrientes en el intestino delgado. Estos permanecen atrapados en la matriz formada por la goma y, como resultado, se produce una disminución en la tasa de permeabilidad de las sustancias que se absorben de forma rápida, como la glucosa, y también en la tasa de las que lo hacen lentamente, como las grasas y determinados micronutrientes.

Sus usos terapéuticos son:

• Reducción de la hiperglucemia postprandial (después de comer).
• Disminución del peso corporal.
• Reducción del colesterol sanguíneo.

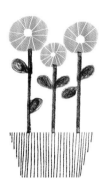

3

EL CONTROL DEL APETITO

—

*Trampas contra
las buenas intenciones*

Una vez que hemos decidido empezar un régimen alimenticio, sus resultados a corto plazo animan o desaniman a seguirlo. Es habitual perder peso con rapidez, una vez que se reduce el consumo de líquidos y hay una reeducación de los hábitos negativos evidentes, como la ingesta excesiva de cafeína, grasas o dulces, por ejemplo. Ahora bien, la dieta de los colores llega a nuestras vidas para quedarse, es decir, tenemos que afrontarla como un aprendizaje de salud sin fecha de caducidad. De modo que, a pesar del entusiasmo por la pérdida de los primeros kilos, debemos mentalizarnos de que este no es más que el primer paso.

Según un informe publicado por la Sociedad Española para el Estudio de la Obesidad, el 85 % de los que deciden seguir una dieta terminan abandonándola. Las razones de este elevado índice de fracaso son recurrentes: falta de motivación, estancamiento en la consecución de objetivos, no complementarla con ejercicio físico o dejarse llevar por pequeñas (y grandes) concesiones, etc. Así pues, resulta frecuente que después de empezarla bien seamos indulgentes con nosotros mismos y la aparquemos durante el fin de semana, las ocasiones especiales o las comidas fuera de casa, o bien seamos flexibles con las cantidades recomendadas.

Pero el enemigo número uno de cualquier dieta aparece desde el primer día: el apetito. Controlarlo requiere de nuestra astucia. Esto es así porque es el resultado de una necesidad física, presente mientras el organismo asimila los nuevos hábitos alimenticios, y de una necesidad psicológica, ya que la ansiedad y el descontrol de las emociones magnifican la desazón por no comer todo lo que nos apetece.

LAS SIETE TRAMPAS HABITUALES DE CUALQUIER DIETA

Estos son los artificios más irresistibles
en los que se cae con más frecuencia.

1

El chocolate. Una onza o dos o tres...

2

El helado de yogur u otros postres
aparentemente saludables.

3

Finger food, es decir, esa croqueta, ese canapé o ese buñuelo
que cogemos porque es pequeño mientras nos convencemos
a nosotros mismos de que no supondrá un cambio
en el conjunto de calorías diarias.

4

Una copa de más.

5

Un café o **un té** de más.

6

Las ensaladas condimentadas con salsas, frutos secos, etc.

7

Mantequillas y margarinas light y, en general,
todos aquellos productos que con esta etiqueta nos hacen creer
que la transgresión es menor: tortitas, embutidos, etc.

Hay que saber...

La estrategia de la cafeína

La diferencia entre una dieta eficaz y otra que no lo es radica en que la segunda se reduce a un sumatorio de calorías. La primera siempre va más allá y ofrece estrategias para que nuestro metabolismo actúe sobre el peso que necesitamos perder y se centre allí donde lo necesitamos eliminar: la grasa. En este sentido, una buena herramienta a nuestro alcance es seguir la estrategia de la cafeína.

Distintos estudios han demostrado que un consumo desmesurado de cafeína aumenta los niveles de glucosa y de insulina plasmática, y esto entorpece el proceso metabólico de utilizar la grasa corporal como fuente de energía. Dicho de otra forma: si nos excedemos con la cafeína, nuestro organismo experimenta dificultades para quemar la grasa y usarla como fuente de energía. A corto plazo, además, este abuso provoca un aumento de la sensación de cansancio ¡y del deseo de comer dulces! En el peor de los casos también incrementa nuestras probabilidades de padecer diabetes en un futuro.

¿Significa esto que tenemos que eliminar el café de nuestras vidas? No, la dieta de los colores permite consumir hasta tres bebidas al día con cafeína o teína. Más allá de esta cantidad, la estrategia del café se completa con el descafeinado, pues ha quedado patente que este equilibra los niveles de azúcar en sangre, favorece el tránsito intestinal y, lo mejor de todo, contribuye a que el organismo transforme en energía la grasa almacenada.

Una última virtud añadida es que el café descafeinado proporciona sensación de vitalidad y de bienestar.

El 80 % de la población consume entre 200 y 300 mg de cafeína diarios, es decir, el equivalente a dos o tres tazas de café.

El gusanillo del hambre

Una de las máximas de la dieta de los colores es reducir cantidades. De aquello que comamos, debemos comer menos. Parece sencillo pero tiene un efecto secundario inmediato: la punzada del hambre. Así pues, también debemos ser lo suficientemente estrategas como para que el gusanillo del hambre no nos desvíe del buen camino. Por tanto, las primeras medidas que tendremos que poner en marcha son:

1. Aprender a comer menos cantidad pero más veces al día: cinco o siete si fuera preciso (o más; no tardaremos en encontrar la medida adecuada para nuestro organismo). Nos referimos a pequeñas cantidades que dividen el cómputo total de alimentos en comidas menos abundantes. Como norma, debemos acostumbrarnos a tomar el desayuno, el almuerzo, la comida, la merienda y la cena.

2. No saltarse comidas y olvidarse de compensaciones no permitidas. Se ha demostrado que dejar de desayunar o de cenar no es ninguna solución; todo lo contrario, tiene efectos contraproducentes para nuestra salud y silueta. Tampoco tenemos que mentirnos a nosotros mismos. Si no hemos podido comer, lo de permitirnos una merienda hipercalórica para compensar es un mero ejercicio de autoengaño.

3. Recurrir al grupo de color verde. En la dieta de los colores, este grupo no tiene limitación alguna, de modo que si tenemos hambre siempre podemos recurrir a picotear alguna verdura, como unas alcachofas, champiñones o lechuga. El mejor recurso: una bolsa de tomates cereza.

4. Tomar infusiones, caldos y licuados para calmar el apetito entre horas o reducir la necesidad de comer más cuando toque.

5. Tener paciencia. Durante la transición que estamos llevando a cabo hasta comer la cantidad de alimentos adecuada podemos sentir hambre, pero poco a poco, a la vez que la dieta se va convirtiendo en un hábito implantado, esta sensación disminuye.

6. Controlar la ansiedad y los momentos en que comemos de forma inconsciente. A menudo utilizamos la comida como vía de consuelo, distracción o relajación sin ser muy conscientes de que en estos casos no respondemos a una necesidad fisiológica sino psicológica.

Un estómago sensible

Nuestro estado de ánimo se encuentra estrechamente vinculado con el aparato digestivo. ¿Quién no ha sentido nunca nervios que le han abierto o cerrado el apetito? El estrés y la ansiedad pueden influirnos de forma directa, aumentando o disminuyendo nuestra sensación de hambre. En realidad, muchos trastornos de la alimentación no están relacionados con el apetito en sí, sino con la necesidad de encontrar placer o consuelo a través de la comida o de expresar mediante esta sentimientos de culpa, baja autoestima, etc.

Una explicación muy sencilla es que las emociones y el hambre comparten una glándula endocrina que regula su funcionamiento: el hipotálamo. Este es el máximo responsable de la secreción de las hormonas que actúan para regular nuestro apetito, avisan al cuerpo de que tenemos que comer o, todo lo contrario, inhiben esta necesidad. El mal funcionamiento de esta glándula puede derivar en problemas de anorexia u obesidad. Asimismo, el hipotálamo regula el mecanismo de las emociones, lo que explica que en caso de trastorno o estrés continuo no funcione correctamente.

La comida opera en nuestro cerebro como una droga. Es más, cuando comemos se activan las mismas áreas del cerebro que cuando consumimos drogas. La relación entre el estómago y el cerebro resulta manifiesta en el hecho de que algunas hormonas influyen en la necesidad de comer. Una de ellas es la serotonina, que nos provoca placer o satisfacción después de una comida, sobre todo si ingerimos alimentos dulces (estos conllevan un rápido aumento de la energía y mejoran de forma temporal el estado de ánimo).

Hay que saber...

El hambre emocional

Una respuesta frecuente al estrés es el hambre o, mejor dicho, el «hambre emocional». Con este concepto nos referimos a la ausencia de apetito o al deseo ineludible de comer, a menudo asociados a una situación de inestabilidad emocional, o a la culpa, tristeza o vergüenza que sentimos después de hacerlo.

Trucos para «distraer el hambre»

La forma fisiológica de acabar con el hambre es comer. No obstante, también podemos recurrir a pequeños trucos para controlar esa sensación a lo largo del día.

Agua

Es la forma más segura, rápida y fácil de calmar el hambre. Cuando llenamos el estómago con agua, esta ocupa un gran volumen y se produce una «confusión mental». En cierto modo engañamos al cerebro y la necesidad de comer disminuye.

Sopas

Sucede lo mismo que con el agua, es decir, la sopa también ocupa un gran volumen en el estómago. Además, aporta hidratos de carbono y grasas, que son los nutrientes que producen una mayor saciedad en nuestro organismo. Y, si se toma caliente, proporciona sensación de plenitud, calma y relajación. Por otro lado, si al caldo le añadimos algún tipo de salvado de avena o de trigo, la fibra nos hará sentir aún más llenos.

Alimentos con fibra

La fibra es un producto natural que nos ayuda a controlar el hambre. Esto es posible porque aumenta de volumen en el estómago y produce sensación de saciedad.

Caramelos ácidos, de eucalipto y regaliz

Sin azúcar, disminuyen el hambre si se toman antes de comer.

Especias

Los platos con más especias también calman más el hambre que los que tienen menos sabor. Además, aceleran el metabolismo. Prueba de ello es que cuando comemos un plato picante, sudamos más, lo que demuestra el aumento del metabolismo basal. La utilización de las especias es una buena estrategia para que los hipertensos no consuman sal. No obstante, hay que reducir su ingesta si se sufren problemas estomacales o hemorroides.

Picar entre las comidas principales

Es mejor tomar entre cuatro y cinco pequeñas comidas al día que dos o tres. Si comemos con más frecuencia, mantenemos más estables los niveles de insulina y de glucosa en el organismo.

Masticar bien

Cuando comemos, la sensación de saciedad no aparece en nuestro cerebro de forma inmediata, sino que tarda unos veinte minutos. De manera que si masticamos muy bien un alimento, hasta convertirlo en una «papilla» antes de tragarlo, conseguiremos comer menos.

Al comer en un ambiente tranquilo aprendemos a tragar los alimentos sólidos como si fueran líquidos y viceversa. Si masticamos de forma consciente y permitimos que el alimento esté en contacto con la lengua el tiempo adecuado, también conseguiremos distinguir mejor todos los sabores: dulces, salados, amargos, picantes.

No comer en la cocina

La guarida de las tentaciones. Aunque ya nos hayamos deshecho de los productos menos saludables, la cocina sigue recordándonos la presencia de alimentos.

Comer con música clásica

O un hilo musical suave, lento, relajante. Se ha comprobado que esto hace que mastiquemos mejor y comamos raciones más reducidas. Lo contrario de lo que sucede cuando se come viendo la televisión, por ejemplo, ya que perdemos la noción de cómo y cuánto ingerimos.

Aumentar la actividad física

Cuando realizamos un ejercicio moderado pero continuo el hambre disminuye. Además, nos proporciona la sensación de que nos cuidamos y se establece un círculo beneficioso que redunda en nuestra alimentación.

Hay que saber...

¿Es lo mismo el apetito que el hambre?

Nos hemos acostumbrado a utilizar estas palabras como sinónimos, pero aquí las diferenciamos de la siguiente forma:

Apetito: necesidad regulada por distintos factores psicológicos, sociales y de presentación y preparación de los alimentos. Es un hambre psicológica, relacionada con el placer que nos produce comer.

Hambre: es la necesidad fisiológica de comer.

El apetito es la respuesta de nuestro cerebro ante los cambios en los niveles de hormonas y nutrientes en la sangre.

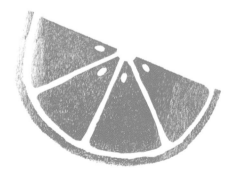

Dos estrategias para «acabar con el hambre»

Una cosa es distraer el hambre y otra, acabar con ella. Ya lo hemos dicho, a priori el único control definitivo sobre esta sensación fisiológica es ingerir alimentos. No obstante, con la dieta de los colores incorporaremos complementos que nos ayudarán a acabar con la sensación de hambre, tanto en el ámbito físico como en el psicológico. Es mediante esta doble estrategia (cuerpo y mente) con la que conseguiremos la fuerza de voluntad suficiente para seguir la dieta hasta que logremos instaurar de forma definitiva los nuevos hábitos.

Existen tres complementos estrella que integraremos a nuestra rutina diaria. Se trata de unos concentrados naturales que no necesitan prescripción médica. Ahora bien, si nos encontramos en una situación médica especial (lactancia, diabetes, tiroidismo, etc.), es preciso consultárselo al médico de cabecera y al endocrino antes de tomarlos.

Glucomanano

Ya hemos hablado de esta raíz de planta asiática (*Amorphophallus konjac*) muy rica en fibras solubles. El glucomanano mejora nuestra respuesta glucémica, evita la absorción de azúcares y disminuye los niveles de colesterol LDL (el malo), además de combatir el estreñimiento.

Sus principales beneficios inciden en los niveles de glucosa en sangre, lo que lo convierte en un instrumento básico en el control del hambre. Un pequeño estudio realizado en Estados Unidos con un grupo de veinte mujeres obesas (con un 20 % de sobrepeso sobre su peso ideal) demostró que el consumo diario de glucomanano durante ocho semanas las ayudó a perder más de dos kilos y medio, mientras que las que solo habían tomado placebo tan solo disminuyeron 0,7 kilos.

Posología: hay que tomarlo media hora antes de las comidas principales acompañado de mucha agua, dos o tres vasos como mínimo. También puede tomarse entre horas para evitar la sensación de tener el estómago vacío.

Cromo

En su forma trivalente (cromo III) es un mineral esencial que potencia la acción de la insulina. Los bajos niveles de cromo están relacionados con una disminución de la tolerancia a la glucosa y la diabetes de tipo 2. En este sentido, algunos investigadores relacionan los suplementos de cromo con la pérdida de grasas, gracias a que consigue mitigar el apetito y la necesidad de consumir alimentos.

Distintos estudios han demostrado la incidencia del cromo en la pérdida de peso. En 2013, un estudio de Cochrane concluyó que podía favorecer una disminución del peso corporal de hasta medio kilo, según el porcentaje de sobrepeso.

Posología: la ingesta de este suplemento se relaciona con el exceso de peso que presentamos. Es recomendable que un médico especialista diseñe la prescripción exacta según la evolución de la dieta. Alguno de los efectos secundarios adversos experimentados con este componente han sido debilidad, dolor de cabeza, náuseas, vómitos, vértigo, estreñimiento, urticaria e incontinencia intestinal.

Pasionaria
(o flor de la pasión)

Esta planta es un indudable aliado en la lucha contra la ansiedad. Posee un efecto directo sobre el sistema nervioso central y la musculatura. Gracias a sus propiedades calmantes, tradicionalmente se ha empleado para combatir el insomnio y el estrés. También ayuda a mitigar el dolor de cabeza o el dolor menstrual.

La introducción de la pasionaria o de cualquier otro relajante natural en la dieta de los colores incide en la dimensión psicológica del control del hambre.

Posología: puede tomarse un concentrado en gotas o en pastillas. Si bien la dosis final dependerá del estado emocional en el que nos encontremos, no se recomienda tomar más de 90 miligramos por día o 45 gotas, según la forma de presentación.

UNA DESPENSA DE HIERBAS

El efecto tranquilizante de algunas hierbas contribuye a la relajación y al bienestar. Muchas nos ayudan a recobrar la calma y a reducir el nerviosismo, algo imprescindible para no acabar proyectando nuestro ánimo en la nevera. Hemos señalado la pasionaria como un suplemento ideal, pero podemos mencionar muchas otras hierbas que se consumen en forma de suplemento o infusión.

>>>

ALGUNAS SUGERENCIAS PARA AÑADIR A LA DESPENSA:

ALBAHACA

Se caracteriza por sus propiedades digestivas. Se utiliza popularmente para «calmar los nervios del estómago».

AMAPOLA

Sus efectos beneficiosos están producidos por los alcaloides rhoeadina, rearrubina y reagenina, que poseen propiedades sedantes. Se recurre a la amapola en casos de insomnio, ansiedad, depresión, etc.

ESPINO BLANCO

Actúa como hipotensor, reduce la tensión arterial y, en consecuencia, mejora la circulación sanguínea. Además, actúa como sedante sobre el sistema nervioso, de manera que resulta adecuado en casos leves de ansiedad.

ESPLIEGO

Reduce el estado de nerviosismo y por ello se prescribe en casos de tensión, ansiedad, estrés e insomnio.

HIPÉRICO O HIERBA DE SAN JUAN

Uno de sus componentes es la hipericina, la cual favorece el aumento de la dopamina y la serotonina, y al mismo tiempo disminuye la adrenalina. Esto la convierte en un suplemento idóneo para el tratamiento de la ansiedad y la depresión.

HIERBALUISA

Es una de las hierbas más relajantes y combate con eficacia el nerviosismo en general. Se suele utilizar por sus propiedades digestivas (es antiespasmódica y elimina los gases intestinales).

MANZANILLA

Además de sus famosas propiedades digestivas,
la infusión de manzanilla destaca por su capacidad
para reducir el nerviosismo. Y es que tiene un
suave efecto sedante que disminuye algunos de los
síntomas producidos por la depresión o el estrés.

MEJORANA

Es el antídoto natural del estrés mental. Su acción calmante
disminuye el dolor y la irritabilidad. El aceite de mejorana
se considera uno de los más importantes por sus propiedades
sedantes y calmantes. Ayuda a conciliar el sueño, además
de reducir el estrés, la ansiedad y la hiperactividad mental.

MELISA

Otra de las plantas habituales en casos de estrés, ansiedad
o problemas de insomnio. Sus efectos antiespasmódicos
la convierten, además, en la hierba idónea para aliviar
la tensión muscular y los espasmos digestivos.

ROMERO

Tiene propiedades carminativas, por lo que facilita la
eliminación de gases (flatulencia). Por otro lado, reduce
la irritabilidad, la hinchazón y el dolor de cabeza.

TILA

Es el recurso más frecuente ante una situación de
nerviosismo o tensión. Su capacidad sedante y
antiespasmódica la convierte en idónea para casos
de estrés, nervios en el estómago e insomnio.

Otros suplementos dietéticos

El mercado cada vez presenta más aliados en la misión de perder peso. Muchos de estos complementos dietéticos pueden adquirirse en farmacias, parafarmacias, herbolarios y tiendas de dietética. Si bien los primeros estudios han demostrado su eficacia en el control del hambre y la aceleración de la pérdida de peso, de algunos de ellos aún no se conocen los efectos que pueden tener a largo plazo. Entre todos destacamos los siguientes:

Calcio

Este mineral esencial se encuentra almacenado en nuestro cuerpo, en los huesos y en los dientes. Además, tiene un papel esencial en la contracción vascular y la vasodilatación, la transmisión neuronal, las secreciones hormonales, etc. Ya hemos avanzado que las dietas ricas en calcio se han relacionado con una mayor pérdida de peso. En este sentido, algunas investigaciones lo vinculan de forma directa con el mantenimiento de un peso bajo a lo largo de toda la vida o un menor aumento de peso cuando se ha producido una elevada ingesta de este mineral. La justificación puede ser doble: o bien tomar un extra de calcio reduce sus concentraciones en las células grasas, lo que da paso a la lipólisis y previene la acumulación de más grasas en estas células, o bien los suplementos de calcio fijan pequeñas cantidades de grasa en el tracto digestivo y disminuyen su absorción.

Chitosán

Es un polisacárido procedente del exoesqueleto de los crustáceos (cangrejos y gambas, por ejemplo). Parece ser que posee la misma capacidad del calcio de absorber las grasas en el tracto digestivo y de contribuir, así, a la pérdida de peso. En realidad, el chitosán es capaz de absorber entre cinco y diez veces su peso en grasa, lo que lo convierte en un suplemento ideal si en alguna ocasión nos saltamos la dieta.

En un ensayo clínico llevado a cabo con cincuenta y nueve mujeres con sobrepeso u obesidad, se prescribieron 3 gramos al día de chitosán a cada una de ellas, administrados antes de las tres comidas principales. Al finalizar el estudio, las que tomaron este suplemento perdieron 1 kilo; en cambio, las que recibieron placebo aumentaron un kilo y medio.

Forskolina (*Coleus forskohlii*)

La forskolina se extrae de las raíces del *Coleus forskohlii*, una planta que crece en zonas subtropicales, especialmente en la India y Tailandia. Sus principales propiedades relacionadas con la pérdida de peso son la lipólisis (combustión de los ácidos grasos en el interior de las células de grasa) y la reducción de la sensación de hambre.

Fucoxantina

Es un tipo de carotenoide que se encuentra en algas comestibles como la wakame y la hijiki (sobre todo en algas de color marrón). El suplemento concentra la acción de la fucoxantina, que ha demostrado su eficacia en la pérdida de grasa abdominal. No obstante, un exceso de ingesta en su forma natural, algas, puede alterar el equilibrio del yodo presente en el organismo.

Garcinia cambogia

Este es un fruto que crece en Asia, África y la Polinesia. La pulpa y la piel del fruto contienen una gran cantidad de ácido hidroxicítrico (HCA), un componente vinculado a la inhibición de la lipogénesis, el aumento de la saciedad y la interrupción del aumento de peso. Actualmente se le atribuyen propiedades casi milagrosas a este suplemento, que a lo que sí ayuda es a:

• Quemar la grasa.
• Reducir el hambre.
• Inhibir la lipogénesis (impide la síntesis de los ácidos grasos y, en consecuencia, inhibe la acumulación de grasa).
• Reducir la producción de colesterol.
• Aumentar los niveles de serotonina (la hormona del placer).

Hoodia (*Hoodia gordonii*)

Esta planta crece en el desierto del Kalahari. Se trata de un cactus que han consumido durante siglos los habitantes de algunas tribus de Namibia, Botsuana y Sudáfrica, los llamados «bosquimanos» o «población san». El hoodia se utilizaba para eliminar el hambre durante largas jornadas dedicadas a la caza o la recolección. Actualmente es una especie en peligro de extinción, ya que su cultivo requiere unas temperaturas bastante extremas y el mercado la ha señalado como un «anorexígeno» natural.

Naranja amarga (*Citrus aurantium*)

Aumenta el consumo de energía, mejora el rendimiento muscular y la lipólisis, lo que da paso a una moderada supresión de la sensación de hambre. Esta planta es fuente de sinefrina y otros protoalcaloides que actúan sobre el sistema nervioso central.

Té verde (*Camellia sinensis*)

En el caso de que lo busquemos como suplemento, lo encontraremos como extracto de té verde. La teína es su activo relacionado con la pérdida de peso y las catequinas, sus notables antioxidantes. Estas sustancias combaten los radicales libres y, en consecuencia, favorecen el rejuvenecimiento. Además, se ha señalado como un aliado estratégico de primer orden en la pérdida de peso corporal, gracias al aumento de la oxidación de las grasas, la reducción de la lipogénesis y la disminución de la absorción de grasas.

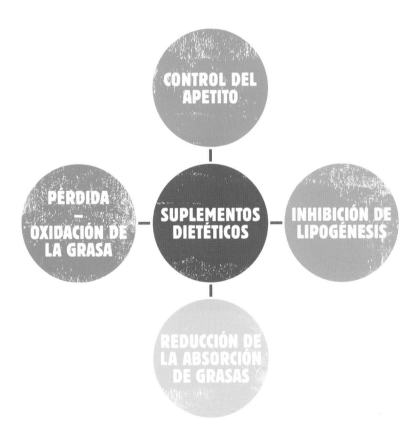

Más allá de los suplementos estándares que podemos encontrar en el mercado, existen las fórmulas magistrales. En el Instituto Vila-Rovira hemos desarrollado combinaciones que subrayan el efecto diana según el paciente. Entre las más eficaces destacamos la suma de *Hoodia gordonii* con magnesio (sacia); el hinojo y L-carnitina, con vitamina C y D (para eliminar las grasas), o el cromo con el diptófano, el azafrán, y la pasionaria (para controlar la ansiedad).

4

EL CONTROL
DE LOS LÍQUIDOS

—

*El balance hídrico
y la hidratación*

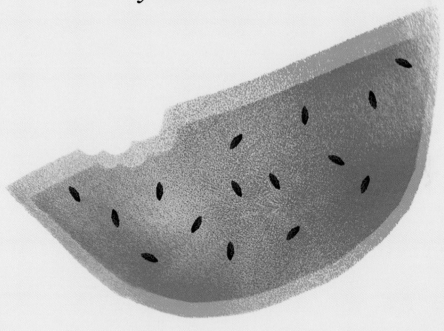

Cuando se comienza una dieta suele notarse una pérdida rápida de peso. Esta se relaciona con la retención de líquidos ligada al sobrepeso o a los malos hábitos nutricionales implantados. A partir de estos 2 o 3 kilogramos iniciales, el proceso sigue el ritmo que nuestro metabolismo y el respeto a la dieta nos permitan. En cualquier caso, la lucha contra la retención de líquidos y una correcta hidratación son dos herramientas a nuestro alcance, que se contemplan en la dieta de los colores.

Parece contradictorio que hablemos del líquido que hay que perder y, al mismo tiempo, promocionemos su ingesta (agua), pero no lo es. La hidratación es fundamental para nuestro bienestar, sobre todo por su función depurativa. En este sentido, el agua, sobre todo la de mineralización débil, destaca por su capacidad para eliminar los residuos tóxicos. Así pues, su consumo irá encaminada a facilitar el arrastre de las toxinas fuera de nuestro organismo.

Balance hídrico

El agua es fundamental para la salud, tanto para la física como para la mental, se realice ejercicio físico o no. Recordemos que el cuerpo está formado básicamente por agua, alrededor de dos terceras partes del peso corporal (un 60% aproximadamente). Esta cantidad va disminuyendo con la edad (los recién nacidos presentan un 75%). Y a pesar de que podemos pasar unas cuantas semanas sin comer (hasta un mes y medio), podemos aguantar pocos días sin beber, incluso en climas fríos

¿Retenemos líquidos?

La retención de líquidos no es una enfermedad, sino un síntoma de desequilibrio en el nivel hídrico. Cuando nuestro cuerpo no es capaz de eliminar todo el líquido necesario para su equilibrio se produce la retención.

Se trata de un problema más común entre las mujeres (especialmente durante el embarazo) y, para combatirlo, lo ideal es recurrir al consumo de más líquidos: agua, infusiones drenantes o alimentos del grupo verde o amarillo (frutas y verduras).

En general, el cuerpo humano no almacena agua, de modo que, para mantener un correcto funcionamiento del organismo, tenemos que compensar la cantidad de líquido que perdemos cada día con su ingesta. Es lo que se considera el mantenimiento de un correcto **balance hídrico**, es decir, el equilibrio entre la entrada y la salida de agua en el cuerpo humano. Dicha cantidad tiene que ser la misma para que el contenido de agua en los tejidos se mantenga constante. En esta tarea es fundamental la intervención de los riñones, pues regulan el nivel de hidratación corporal. Así, cuando hay un exceso de líquido, estos órganos pueden eliminar unos cuantos litros al día, y en caso de déficit, dejan que este se acumule y eliminan la mínima cantidad posible, que suele ser medio litro diario, en una orina muy concentrada.

La vigilancia de la correcta hidratación es fundamental para nuestro bienestar. Perdemos agua de forma constante y diariamente: 700 mililitros a través de la piel y la respiración; unos 100 mililitros con las deposiciones; un litro y medio por la orina, y unos 200 mililitros por la transpiración (normal).

En resumen:

PÉRDIDA A TRAVÉS DE LA PIEL Y LA RESPIRACIÓN	**700 ml/día**
PÉRDIDA A TRAVÉS DE LAS DEPOSICIONES	**100 ml/día**
PÉRDIDA A TRAVÉS DE LA ORINA	**1.500 ml/día**
PÉRDIDA A TRAVÉS DE LA TRANSPIRACIÓN NORMAL	**200 ml/día**
TOTAL	**2.500 ml/día**

Esto significa que perdemos unos dos litros y medio de agua al día y que para respirar y, por lo tanto, para vivir, debemos recuperar la misma cantidad. Además, si se practica un ejercicio intenso o las temperaturas son más elevadas, aumentan la transpiración y la pérdida de líquido, con lo que la necesidad de este se incrementa. Otro supuesto similar se da cuando se sufren episodios de diarrea o fiebre, durante los cuales se pierde más cantidad de agua y, en consecuencia, crece también el volumen que hay que recuperar.

Un litro y medio al día

Las personas sanas tienen que ingerir como mínimo entre 2 y 3 litros de líquidos al día para poder eliminar sin problemas unos 2 litros. Sin embargo, hay que tener en cuenta que los alimentos aportan agua, sobre todo las frutas y los vegetales, y que esta puede llegar a representar hasta el 90 % de su peso. Así pues, podemos incrementar el volumen de agua a través de la alimentación, unos 750 mililitros, y a partir de los distintos procesos metabólicos de nuestro organismo, unos 250 mililitros. Por consiguiente, tendríamos que tomar aún un litro y medio de agua más al día para mantener una buena hidratación corporal (y compensar los dos litros y medio diarios que perdemos).

Provisión de líquidos

DISTINTOS PROCESOS METABÓLICOS DEL ORGANISMO	**250 ml/día**
A PARTIR DE LOS ALIMENTOS (FRUTAS/VERDURAS)	**750 ml/día**
INGESTA DE AGUA	**1.500 ml/día**
TOTAL	**2.500 ml/día**

Para mantener el balance hídrico podemos recurrir también a cualquier bebida que contenga agua: zumos de fruta naturales o envasados (atención en este caso a la cantidad de azúcar), refrescos, café, té, cerveza, etc. La ventaja de los refrescos radica en su palatabilidad (son agradables al paladar), algo importante cuando las necesidades de líquido son elevadas, pues siempre resultará más fácil ingerirlos.

Por otra parte, según estudios recientes, la cantidad de cafeína que contiene una taza de café, de té o un refresco de cola no tiene un efecto deshidratante, por lo que estas bebidas contribuyen a solucionar las necesidades totales de agua de todos los días. En cambio, las que tienen como mínimo un 10 % de alcohol actúan en sentido contrario y favorecen la deshidratación (ocurre con la mayor parte de los vinos, por ejemplo).

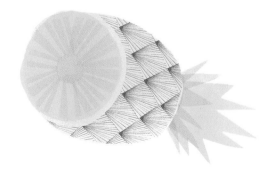

Hay que saber...

¿Qué es la sed?

La sed es un síntoma que nos alerta de una falta de líquido. Cuando las células de nuestro cuerpo pierden agua, empiezan a contraerse y transmiten al cerebro un mensaje que activa la sensación de sed.

Es importante que bebamos agua antes de tener sed. Deberíamos adoptar la costumbre de tomarla a lo largo de todo el día y convertir esto en un hábito más. ¿Cómo podemos saber si estamos bebiendo la cantidad suficiente? Una forma sencilla de comprobarlo es observar el color de la orina: si es oscura y su olor es intenso, no bebemos lo bastante; sin embargo, si tiene un color claro y el olor no es especialmente intenso, el líquido que ingerimos es suficiente para realizar su acción depurativa en nuestro organismo.

Un buen balance hídrico ayuda a mantener la temperatura corporal en condiciones óptimas, a eliminar toxinas y a evitar el estreñimiento.

La deshidratación...

La cantidad de agua del cuerpo humano está muy vinculada a la proporción de electrólitos (sodio, potasio, etc.) que necesita el organismo para funcionar correctamente. Dicha cantidad debe permanecer constante. Así pues, la concentración de sodio en la sangre es un buen indicador del agua presente en el organismo. Cuando la pérdida de líquido es mayor que la cantidad ingerida puede producirse la deshidratación.

PÉRDIDAS DE H_2O	**SÍNTOMAS**

• Pérdida de un 1% de líquidos
• Pérdida de un 2% de líquidos
• Pérdida superior a un 5% de líquidos
	• Sensación de sed
	• Disminuye el rendimiento mental
	• Cansancio
	   - Dolor de cabeza
	   - Falta de concentración
	   - Apatía
	   - Náuseas
	   - Mareos
	   - Rampas musculares
	   - Taquicardia

En estos casos aumenta la concentración de sodio en la sangre, se experimenta sed y se excreta una orina más concentrada, de color más oscuro y olor más intenso. La deshidratación es frecuente en las personas mayores. Estas no tienen tanta sensación de sed, de modo que cuando se produce una deshidratación leve, apenas la perciben. Y puesto que suelen beber menos, tardan más tiempo en rehidratarse.

Otro grupo de riesgo son los niños, que pierden más agua a través de la sudoración para mantener una temperatura corporal óptima. Es importante, pues, asegurarse de que los pequeños beben la suficiente cantidad de líquido cuando hace calor. Debemos estar alerta, ya que no siempre la sensación de sed resulta un buen indicador, sobre todo en los bebés, los niños, los deportistas y las personas de edad avanzada. En estos casos, deben programarse las tomas de agua a lo largo del día, sobre todo en épocas de calor.

Cuando la pérdida de líquidos es superior al 5% del peso corporal, puede disminuir en un 30% la capacidad de realizar un esfuerzo.

Los casos leves de deshidratación pueden solucionarse con la ingesta de agua, pero cuando se ha producido una pérdida de agua y de electrólitos es necesario recuperar también las sales minerales perdidas, como el sodio y el potasio. En esta situación resultan útiles las bebidas isotónicas.

La hidratación y el ejercicio físico

Cuanto más duro y prolongado sea el ejercicio físico y cuanto más elevada sea la temperatura corporal, también resultará mayor la cantidad de agua que se elimina a través de la respiración y el sudor. En estos casos, las pérdidas de líquido pueden ser muy importantes y tienen que recuperarse para que no afecten el rendimiento deportivo y no se llegue a la deshidratación. Hay que hidratarse antes y durante los ejercicios de resistencia para mantener el rendimiento o mejorarlo.

Cuando hace mucho calor, si tomamos gran cantidad de agua durante o después de realizar ejercicios de resistencia, pueden diluirse los líquidos del organismo y dar paso a una mayor pérdida a través de la orina. En estos casos, la hidratación no se mantiene y el bajo nivel de sodio puede ocasionar síntomas como agotamiento y calambres musculares. Por ello, las bebidas isotónicas deben contener sodio, y si optamos por el agua, hay que ingerirla junto con algún alimento.

Consecuencias de la deshidratación crónica

En muchas ocasiones, la deshidratación pasa inadvertida y se cree que puede estar relacionada con el desarrollo de muchas enfermedades crónicas o incluso degenerativas. Síntomas:

• Dolores de cabeza.
• Dolores articulares (los cartílagos que rodean los huesos y facilitan el juego articular tienen que estar bien hidratados).
• Dolores de espalda.

- Molestias digestivas (el 98% de la mucosa del estómago está formada por agua).
- Colesterol elevado en sangre.
- Diabetes.

Según distintos estudios, tomar agua en abundancia puede ayudar a prevenir e incluso a tratar estas enfermedades.

Ya hemos comentado que una de las principales funciones del agua es la depurativa. Es decir, esta se encarga de eliminar residuos y productos de desecho del metabolismo celular a través de:

- La piel: sudor
- Los intestinos: heces
- Los riñones: orina
- Los pulmones: mucosidades

Tomar líquidos en abundancia favorece el aumento del gasto metabólico. Por lo tanto, ingerir 2 litros de líquido al día incrementa el consumo calórico entre 30 y 60 calorías diarias.

Atención: consumo de agua

- Para el correcto funcionamiento de nuestro organismo debe existir un equilibrio entre los líquidos corporales y los electrólitos.

- Hay que beber unos 2 litros de agua poco mineralizada al día.

- Si practicamos un ejercicio físico intenso, lo más aconsejable es tomar 1 litro de agua por cada hora de ejercicio.

- Si vivimos con una temperatura ambiental más elevada de lo normal, tenemos que aumentar el consumo de agua hasta los 3-4 litros diarios.

• Los niños y las personas de edad avanzada apenas tienen sensación de sed (o la tienen en menor grado). Por ello, es necesario que se establezca como un hábito beber a lo largo del día.

• Todas las bebidas son útiles para cubrir las necesidades de líquidos: agua, refrescos, té, café, zumos, caldos vegetales, infusiones, bebidas especiales para deportistas.

• Se aconseja no hacer ejercicio físico intenso durante las horas de más calor.

• Debe ingerirse agua a lo largo de todo el día y de todo el año.

Contenido de agua en los principales alimentos

Verduras	90 %	Huevos	74 %	Harinas	13 %
Frutas	90 %	Pescado	70 %	Legumbres	12 %
Leche	87 %	Carne	60 %	Almendras	5 %
Patatas	75 %	Quesos	55 %	Aceite	0 %

Recomendaciones sobre el consumo de agua

• Empezar el día tomando uno o dos vasos de agua nada más levantarnos. Es una forma de hidratar nuestro organismo y al mismo tiempo ayudamos a depurarlo. Se le pueden añadir unas gotitas de limón.

• Ingerir unos 2 litros de agua diarios (entre seis y ocho vasos diarios). Podemos beber agua antes, durante o después de las comidas, aunque es verdad que si se hace durante la comida, los jugos gástricos se diluyen y el proceso digestivo puede ralentizarse.

• Es mejor tomar bebidas a temperatura ambiente, ya que si se beben frías disminuye la temperatura del estómago y la digestión puede hacerse más lenta.

• Debemos evitar el consumo de bebidas azucaradas. Estas contienen una gran cantidad de sacarosa, glucosa y fructosa, azúcares que van rápidamente a la sangre y provocan un aumento de la secreción de insulina, que a su vez llega a los tejidos y se convierte en grasa. Según algunos estudios, el consumo diario de 1 litro de estas bebidas produce un aumento de peso de 1 kilo en tres semanas. Por otra parte, su ingesta provoca que dejen de consumirse otros alimentos más nutritivos como la fruta.

Hay que saber...

La trampa de los refrescos light sin azúcar

La mayor parte de los refrescos light sin azúcar contiene cafeína. Esta estimula la producción de insulina, lo que conlleva una disminución del nivel de azúcar en la sangre. Así, a las pocas horas tenemos necesidad de consumir hidratos de carbono. Todo ello puede llevar a un aumento del peso corporal.

El consumo de alcohol

Según demuestran diversos estudios, las personas que ingieren alcohol de forma habitual pero moderada presentan un menor riesgo de sufrir enfermedades cardiovasculares que los abstemios. Este efecto beneficioso solo se produce cuando el consumo es mesurado. Si se bebe en exceso no se consiguen estos efectos saludables. Al contrario, se ocasionan daños en el músculo cardíaco o en el hígado, así como déficits de vitamina B (B_1, B_2, B_6, ácido fólico, etc.), vitamina C, magnesio, sodio, potasio, cloro y zinc.

El consumo moderado de alcohol (vino, sobre todo tinto) aumenta los niveles de colesterol HDL (bueno) y reduce la agregación plaquetaria, a la vez que disminuye el riesgo de obstrucción de las arterias coronarias.

La ingesta de vino descrita como saludable en la dieta mediterránea es de dos copas al día para el hombre y de una y media para la mujer. Esta es también la prescripción en la dieta de los colores.

La importancia de la hidratación

En la dieta de los colores, los líquidos se distinguen con el color azul. Nuestra primera recomendación es el agua de mineralización débil, un mínimo de 2 litros al día, aunque también puede conseguirse la hidratación a través de otras ingestas de líquido. Acabamos de sugerir el vino, pero el café y el té se aceptan también con un límite de tres tazas diarias (y si no contienen cafeína o teína, no hay limitación).

Cabe recordar además que una parte de nuestra ingesta de líquido nos la aportarán las frutas y las verduras que consumimos a diario, que están compuestas en gran medida también por agua. ¿Otras opciones? Pues aquellas que podemos consumir sin límite y se recogen en el grupo de color verde. Hablamos de los caldos depurativos, los licuados y los zumos.

CALDO DEPURATIVO 1

**2 CEBOLLAS MEDIANAS
1 TALLO DE APIO
1 MANOJO DE PEREJIL
2 LITROS DE AGUA**

Hervir todos los ingredientes durante una media hora hasta que el líquido se haya reducido prácticamente a la mitad. Este caldo tiene un gran efecto diurético, saciante y depurativo. Podemos tomar una taza antes de comer y otra antes de cenar.

CALDO DEPURATIVO 2

2 PUERROS
½ LECHUGA
1 CEBOLLA MEDIANA
1 TALLO DE APIO
TOMILLO
2 LITROS DE AGUA

Lo mismo, hervir todos los ingredientes una media hora. Una vez se haya concentrado, puede tomarse una taza antes de las comidas principales. Ayuda a combatir la retención de líquidos y la acumulación de toxinas.

ZUMO DE TOMATE

1 KG DE TOMATES ROJOS MADUROS
CILANTRO (OPCIONAL)

Quitar las semillas, pelar los tomates y licuarlos. Puede potenciarse el sabor del zumo con cilantro, canela o vainilla. El tomate aumenta los niveles de potasio y vitamina C y es un excelente diurético.

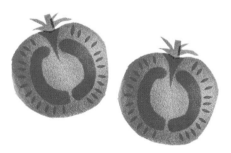

5

EL PESO IDEAL Y NUESTRA ESTRUCTURA CORPORAL O *BODY TYPE*

—

Cómo engordamos y qué nos apetece: ¿herencia genética o condicionante medioambiental?

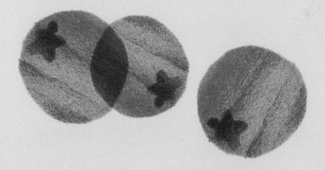

La mayoría de nosotros quiere perder peso. Pasamos una gran parte de nuestra vida luchando contra esos kilitos de más que se instalan (a menudo para no marcharse jamás) en las partes menos deseadas de nuestro cuerpo. En el caso de las mujeres, como agravio comparativo, el peso está condicionado por el vaivén corporal que supone la menstruación, el embarazo o la menopausia. De modo que la dieta, o como mínimo tener cuidado con lo que comemos, es uno de los grandes propósitos que nos marcamos cada temporada: al inicio de año, de cara al verano para lucir buen tipo con el bañador nuevo, el lunes que viene...

Por ello, la dieta de los colores pretende que seamos realistas con nuestro punto de partida y ajustemos al máximo el objetivo de un peso ideal sin necesidad de hacer grandes sacrificios que nos supongan pasar hambre o caer en la ansiedad. El primer paso consiste, pues, en llevar a cabo este ejercicio de autoevaluación y en determinar el peso que realmente tendríamos que perder teniendo en cuenta nuestra constitución, actividad física diaria, costumbres a la hora de comer, nuestras inclinaciones naturales hacia un tipo de alimento u otro, etc.

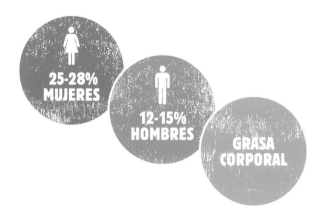

Cuando los kilos de más se convierten en obesidad

Se entiende por «obesidad», aparte de un exceso de peso, el aumento de la grasa corporal, generalmente producido por la ingesta de alimentos, de más energía de la que necesita nuestro organismo. Cuando consumimos hidratos de carbono, proteínas y grasas en exceso, todo ello se acumula en el cuerpo en forma de grasa y, en consecuencia, aumentamos de peso.

A grandes rasgos, nuestro organismo se dividiría en dos grupos de elementos:

• El tejido adiposo, donde se encuentra la grasa, situada en los adipocitos. Prácticamente no contiene agua ni proteínas.
• El resto del cuerpo, formado por los músculos, los distintos órganos, huesos y piel. Están constituidos fundamentalmente por agua, proteínas y minerales, y casi no contienen grasa.

La mayor parte del tejido adiposo (alrededor del 50 %) se encuentra en el tejido subcutáneo, y el resto, en el interior del cuerpo, sobre todo alrededor de las vísceras. Además, la mujer tiene en su composición corporal más cantidad de grasa que el hombre, quien, por parte, posee más proteínas y agua, ya que su proporción de masa muscular es mayor.

Hay que saber...

Los grados de obesidad según el índice de masa corporal (IMC)

$$IMC = \frac{Peso\ (kg)}{Altura^2\ (m)}$$

Grado	IMC
0	20-24,9
I	25-29,9
II	30-40
III	> 40

El peso saludable para hombres y mujeres, de entre veinticinco y sesenta años, se sitúa en un IMC de entre 20 y 24,9. Por el contrario, se considera que una persona es obesa con un IMC mayor o igual a 25.

Tipos de obesidad

Desde el punto de vista científico se utilizan distintas clasificaciones para la obesidad. No obstante, hay tres que destacan: según las diferencias anatómicas; según la edad de inicio de la obesidad y según la etiología, es decir, que su origen sea un trastorno, enfermedad, etc.

Diferencias anatómicas. Esta clasificación se subdivide en dos: según el número de adipocitos y según la distribución corporal del tejido adiposo. En el primer grupo se inscribe:

1) **LA OBESIDAD HIPERPLÁSICA**, en la que aumenta el número de células adiposas o adipocitos. Se inicia normalmente en la infancia y la adolescencia. Se considera que se padece esta obesidad cuando se pesa un 75 % más del peso ideal. Es un tipo de obesidad «rebelde», ya que se trata personas que no comen de forma desmesurada, aunque engordan con facilidad y les cuesta mucho adelgazar.

2) **LA OBESIDAD HIPERTRÓFICA**, en la que aumenta el tamaño de los adipocitos pero no su número. Resulta característica de la edad adulta o aparece durante el embarazo. Se considera menos «rebelde» que la anterior y acostumbra a responder bien a una dieta hipocalórica. En este segundo grupo encontramos:

A) **OBESIDAD CENTRAL** (o androide o en forma de manzana): es más frecuente en el hombre que en la mujer y suele presentarse junto a complicaciones metabólicas o vasculares: diabetes, arteriosclerosis, etc.

Las hormonas testosterona y corticoide favorecen una concentración de la grasa en la parte superior del cuerpo y no en las extremidades inferiores.

B) OBESIDAD PERIFÉRICA (o ginoide o en forma de pera): esta tipología está más presente en las mujeres premenopáusicas.

Los estrógenos conducen a un cúmulo de grasa en la parte inferior del cuerpo.

Edad de inicio de la obesidad. En este caso se hace una distinción entre la obesidad ya presente en la infancia o la pubertad, y la que se inicia en la etapa adulta, que acostumbra a ser la más frecuente. Para las mujeres, de nuevo el embarazo es el momento clave como punto de partida de este problema, mientras que los hombres caen en los kilos de más por culpa del sedentarismo o de un estilo de vida poco saludable.

Etiología. Cuando se padece obesidad suelen coincidir factores genéticos y ambientales. La genética puede predisponer a sufrirla y a cómo esta aparece en nuestro cuerpo, pero el momento en que surge se explica por condicionantes ambientales, es decir, por factores externos. La clasificación en este apartado contempla:

1) OBESIDADES GENÉTICAS: ya sea por disposición genética o por síndromes congénitos que cursan con obesidad.

2) OBESIDADES NEUROENDOCRINOLÓGICAS con distintos focos:

• **Obesidad hipotalámica.** Se produce por una lesión del núcleo del hipotálamo a causa de tumores, cirugías, traumatismos y procesos inflamatorios.
• **Obesidad ovárica.** Se caracteriza por la ausencia o disminución de la cantidad de menstruación o por exceso de vello corporal.
• **Obesidad con hiperinsulina.** Propia de los diabéticos de tipo 2 y de enfermos con *diabetes mellitus* tipo 2.

• **Síndrome de Cushing.** Tiene lugar por una hiperfunción de la glándula suprarrenal con un aumento en la producción de corticoides.

• **Hipotiroidismo.** El funcionamiento «más lento» de la glándula tiroidal produce retención de líquidos.

Este tipo de obesidad afecta solo al 5% de las personas obesas y se aplica un tratamiento hormonal como terapia sustitutiva de la hormona afectada.

3) OBESIDAD POR INACTIVIDAD FÍSICA: puede estar vinculada a la edad, ser postoperatoria o causada por una vida sedentaria.

4) OBESIDAD POR UN DESEQUILIBRIO NUTRICIONAL o una ingesta exagerada. Sus manifestaciones son:

• Polifagia. Apetito excesivo.
• Ingesta de alimentos con un alto contenido en grasas saturadas.
• «Picar» entre horas.

5) OBESIDAD INDUCIDA POR MEDICAMENTOS:

• Glucocorticoides.
• Estrógenos (anticonceptivos orales).
• Algunos medicamentos antidepresivos.
• Fenotiazinas. Medicación que se emplea en la helmintiasis (tratamiento en enfermedades producidas por lombrices).
• Hidrácidas.
• Dejar de fumar. La nicotina posee la capacidad de aumentar el consumo energético y de reducir el apetito.

6) OBESIDAD RELACIONADA CON ASPECTOS SOCIOCULTURALES: en general, la obesidad es más frecuente en personas de clase baja.

¡ATENCIÓN:
CINCO SITUACIONES DE RIESGO DE OBESIDAD!

1

Pubertad

La edad de la primera regla puede ir acompañada
de un aumento importante de peso.

2

Embarazo

Los cambios hormonales que tienen lugar en el organismo
de la futura madre pueden predisponerla a un aumento excesivo de
peso. Este también puede producirse cuando algunas mujeres,
aprovechando su estado, ingieren alimentos de forma desmesurada.

3

Lactancia

A menudo las mamás aumentan innecesariamente
el consumo de alimentos en esta etapa porque están
mal informadas o a causa del estado de ansiedad en el
que se encuentran ante la reciente maternidad.

4

Menopausia

Tras el aumento de peso de esta etapa se encuentra
la disminución de estrógenos y el aumento de la
ansiedad, que se compensa comiendo.

5

Edad

A medida que nos hacemos mayores, el metabolismo
se va ralentizando. Por otro lado, si se cambian los
hábitos de vida (jubilación, más sedentarismo, etc.),
a menudo se acostumbra a comer más.

Hay que saber...

¿Qué es el metabolismo basal?

El metabolismo basal es la cantidad de calorías que consume nuestro organismo para mantener sus funciones y una temperatura óptima en situación de reposo. Varía según distintos factores: la edad, el sexo, el peso, determinadas enfermedades (por ejemplo: el hipertiroidismo lo acelera y el hipotiroidismo lo ralentiza). Cuando se produce un aumento de la grasa en el organismo, también se incrementa el metabolismo.

Los *body type* y la *estructura corporal*

Junto con la revisión de la situación personal, los hábitos alimentarios, el peso o la edad, constituye una gran ayuda conocer qué dice el cuerpo sobre la salud y la dieta. Esta información nos la proporcionan los *body type* o la estructura corporal que nos corresponde a cada uno y que nos da pistas suficientes para detectar nuestras tendencias naturales.

Saber cuál es nuestro *body type* es útil para diseñar una dieta de los colores a la medida de las necesidades de nuestro organismo: cuántas tomas de alimentos nos corresponderían a lo largo del día, en qué momento nos convienen más los alimentos del grupo rojo o del amarillo (más necesidad de proteínas o de hidratos de carbono según la hora del día), etc.

Hacer una clasificación según las distintas estructuras corporales no es algo nuevo. Si nos remontamos al antiguo Egipto o a la medicina ayurvédica, cuyo origen se encuentra en la India hace cinco mil años, ya encontramos referencias sobre esto. Y es que establecer una relación entre los *body type* y las pautas dietéticas más idóneas nos proporciona una visión más estratégica de nuestra dieta de los colores.

Otro tema es la relación de los *body type* con determinadas deficiencias enzimáticas, de modo que también podemos añadir los suplementos de enzimas a la dieta si tenemos que corregir alguna debilidad o dificultad natural a la hora de digerir determinados alimentos. Recordemos que la dieta de los colores no prohíbe ni discrimina alimento alguno. No obstante, no hay que perder de vista que algunos de ellos pueden provocarnos problemas de intolerancia, alergias o, sencillamente, dificultarnos la digestión.

Cada uno de nosotros tiene unas determinadas preferencias respecto a los alimentos. Nos suelen gustar los que nos recuerdan nuestra infancia (como los guisos o los dulces) y lo que nos preparaba nuestra madre o nuestra abuela. Pero, a medida que nos hacemos mayores, va disminuyendo nuestra capacidad de producir las enzimas necesarias para digerir nuestros platos favoritos y podemos tener la sensación de que lo que más nos gusta es justo lo que nos da más problemas. Si a esto le añadimos que de pequeños adquirimos una serie de malos hábitos (como seguir una alimentación monótona, sin incorporar alimentos fundamentales para gozar de una buena salud) y que estos pueden agravarse con la edad y con las situaciones de estrés, es probable que presentemos un déficit de determinados nutrientes, como proteínas, vitaminas, fibra o minerales.

Los cuatro tipos de cuerpo principales. *Body type*

Si nos fijamos bien, veremos que algunas personas acumulan más grasa en el abdomen, otras en los trocánteres (cartucheras), otras en la parte superior del tronco, etc. Hay mujeres con un pecho muy abundante y una espalda muy ancha que prácticamente no tienen caderas y cuyas piernas son delgadísimas. Y existen hombres que casi no pueden abrocharse el pantalón pero, en cambio, son muy estrechos de caderas. Son rasgos de la constitución que hemos heredado de nuestros antepasados y nos permiten diferenciar entre cuatro tipologías de cuerpo.

Aparte de las diferencias formales, observables a primera vista, cada tipo de cuerpo tiene sus propias necesidades alimenticias. Teniendo en cuenta el mayor número de personas que pertenecen a cada grupo, he aquí los distintos tipos de cuerpos:

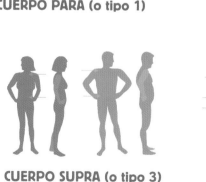

CUERPO PARA (o tipo 1)

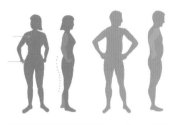
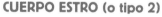

CUERPO ESTRO (o tipo 2)

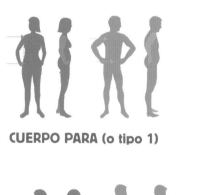

CUERPO SUPRA (o tipo 3)

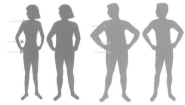

CUERPO NEURO (o tipo 4)

Los cuatro se rigen por la glándula que predomina. Así:

Cuerpo para (o tipo 1)
Predominan las glándulas paratiroidales o tiroidales.

Cuerpo estro (o tipo 2)
Predominan las gónadas (segregan las hormonas sexuales: progesterona, testosterona, estrógenos).

Cuerpo supra (o tipo 3)
Predominan las glándulas suprarrenales.

Cuerpo neuro (o tipo 4)
Predomina la hipófisis (glándulas endocrinas, pituitaria, etc., que controlan la producción de hormonas de otras glándulas y, de forma indirecta, afectan al sistema neurológico).

Es posible que nos sintamos identificados con más de un grupo, pues existen rasgos corporales o del carácter y gustos alimentarios que podrían encajar con varios de ellos. No obstante, siempre hay un tipo que predomina frente a los demás. Se trata del cuerpo primario, con el que nacemos y que, a medida que pasa el tiempo, puede sufrir cambios provocados por nuestros hábitos alimentarios y de higiene de vida: ejercicio físico, variedad alimentaria, estrés, etc.

Profundicemos en las características de cada estructura corporal con referencia a:

• Características físicas
• Rasgos de la personalidad
• Tendencias alimentarias
• Problemas de salud habituales
• Suplementos dietéticos y enzimas recomendados

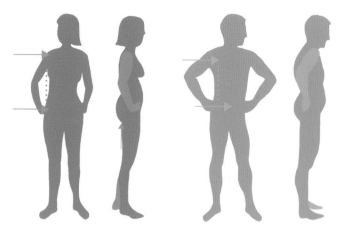

CUERPO PARA
(o tipo 1)

Características físicas

• Tienen aproximadamente la misma anchura de hombros y caderas (aunque también pueden tener los hombros más anchos).
• Cuando aumentan de peso, lo hacen uniformemente a lo largo de todo el cuerpo y no de forma localizada.
• En caso de sobrepeso, el exceso de grasa se suele localizar en el abdomen y la cintura. Los hombres presentan michelines en la cintura y las mujeres acumulan la grasa en las nalgas. Acostumbran a mantener los glúteos altos y levantados hacia arriba.

Rasgos de la personalidad

Suelen ser personas alegres, divertidas, sociales, activas, intuitivas, ingeniosas, agudas, confiadas, etc. Les encanta ser el centro de atención, les gustan los cambios, les aburre la rutina, etc.

Tendencias alimentarias

• Disfrutan con los alimentos con azúcar (chocolates, postres, bollería, fruta, etc.) o los que producen azúcar en su descomposición o digestión (pan, patatas, pasta, etc.). Pueden comer poca proteína de origen animal (carne, pescado, huevos, lácteos).

• Les gusta tomar café para compensar su tendencia a tener la tensión baja (hipotensión).

• Acostumbran a hacerse vegetarianos, a pesar de que esta no sea la mejor opción para este tipo de cuerpo, al que la aportación de proteínas (tanto de origen animal como vegetal en una buena combinación) proporciona la fuerza necesaria para afrontar el día con energía y mantenerla a lo largo de la jornada, y, de esta forma, evitar el cansancio. En general necesitan perder peso y muscularse más, razón extra para recomendarles que ingieran proteína en todas las comidas, sobre todo en el desayuno.

• Alimentos por los que se sienten atraídos: los aperitivos, los dulces en general (chocolate, pasteles, tortas, mermeladas), la miel, el pan, la pasta, las patatas, el café y el té.

> Estas personas necesitan consumir hidratos de carbono, glúcidos o azúcares cuando se sienten cansadas y esto las hace entrar en un círculo vicioso: cuantos más azúcares toman, más les apetece consumirlos. Esto se debe a que los azúcares nos mantienen con los niveles de energía necesarios (sobre todo los de absorción lenta: arroz integral, pasta integral, cereales integrales o avena) y nos inducen a un estado de bienestar, sobre todo el chocolate, que además de grasas y azúcares proporciona compuestos euforizantes (teobromina y cafeína) que estimulan el sistema nervioso central. El chocolate es también uno de los alimentos que más activan las papilas gustativas.

>>>

Pero es necesario ir con cuidado y no excederse en el consumo de estos alimentos, ni tampoco en el de los hidratos de carbono o los glúcidos, pues el excedente se acumularía en forma de grasa y fermentaría en el aparato digestivo, lo que provocaría molestias como gases, inflamación abdominal o generalizada del organismo, fatiga, depresión, ansiedad, etc.

Si sienten predilección por los azúcares, pueden solucionarlo tomando hidratos de carbono (alimentos del grupo amarillo) de absorción lenta. Estos les mantendrán estable el nivel de azúcar en la sangre todo el día y no experimentarán los descensos de glucosa (hipoglucemia) que se producen a media mañana, a media tarde o después de cenar, y que son los que les llevan a «picar», en especial azúcares, a pesar de que provoquen cansancio, falta de concentración o dolores de cabeza. Otro buen recurso son las proteínas de origen animal (de alta calidad) o una buena combinación de proteínas de origen vegetal (alimentos del grupo rojo).

Estas personas se sienten bien con:

• Un desayuno potente que incluya proteína animal.
• Una comida moderada.
• Una cena ligera.
  - Se les recomienda no picar entre horas. Si necesitan tomar algo, debe ser un alimento del grupo verde. También se puede fragmentar el número de tomas de alimentos.
  - Se les recomienda tomar la fruta entera para ayudar a mantener el nivel de azúcar estable en la sangre tanto tiempo como sea posible.
  - Se les aconseja beber infusiones que ayuden a digerir y a eliminar los gases: hinojo, manzanilla con anís estrellado, comino, etc.

Problemas de salud habituales

A causa de la falta de proteína y del exceso de azúcares tienen tendencia a:

• La fatiga generalizada. Se sienten cansados al mediodía y, en ocasiones, se levantan ya cansados.
• La hipotensión, los mareos y con frecuencia tienen los pies fríos.
• El insomnio.
• Los cambios de humor y la depresión.
• La pérdida de memoria.
• Los problemas digestivos: digestiones difíciles, gases, inflamación abdominal, etc.
• La hipoglucemia y el sobrepeso.
• La candidiasis.
• La intolerancias y las alergias alimentarias: caseína (proteína de la leche), gluten (celiaquía), trigo, etc.
• La artrosis y la artritis.

Suplementos dietéticos y enzimas recomendados

• Para mejorar el estado general y la memoria (circulación sanguínea):
   - Alfalfa
   - Ginkgo biloba
   - Gotu kola
• Para el control del peso y el equilibrio de la insulina/glucosa:
   - *Garcinia cambogia*
   - Cromo
• Para mejorar las digestiones:
   - *Bifidobacterium*
• Para la caída del pelo y la piel seca:
   - Vitamina B_6
   - Zinc
   - Selenio

• Para la artrosis, la artritis, el cansancio, las enfermedades virales, bacterianas o fúngicas:
  - Citrato de calcio
  - Potasio
  - Magnesio
• Enzima fundamental: amilasa.
• Otras enzimas: proteasa, lipasa, celulasa.

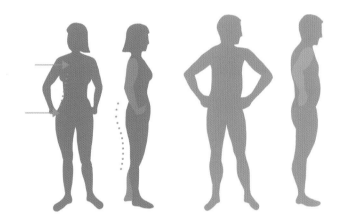

**CUERPO ESTRO
(o tipo 2)**

Características físicas

• Son de cadera ancha y suelen tener los hombros más estrechos que esta. Podría decirse que la forma del cuerpo tiende a la de una pera.
• Acumulan un gran volumen de grasa.
• En la mujer, la grasa se concentra en las nalgas, las caderas y los muslos, mientras que la parte superior del cuerpo se mantiene delga-

da. También la suelen tener localizada en los trocánteres (cartucheras) y los glúteos, a menudo caídos.
• En el hombre, el cúmulo de grasa se concentra en la zona abdominal.

Rasgos de la personalidad

• Acostumbran a ser personas entregadas, maternales, afectuosas, compasivas, melancólicas, organizadas y rápidas para captar información.

Tendencias alimentarias

• Se sienten atraídos por las comidas con sabores fuertes, como las elaboradas con mucha grasa, lo especiado, lo salado o los ahumados, como por ejemplo los fritos, las torrijas, lo picante (comida mexicana), la pizza, las salsas y los postres cremosos, la nata y los helados. Es decir, todos los alimentos que aportan energía y en general muchas calorías. La digestión de estos sobrecarga el trabajo del hígado y de la vesícula biliar, e incluso puede influir en la formación de cálculos o piedras. La metabolización de las grasas con frecuencia suele ocasionar problemas durante la digestión, y un consumo excesivo de estas, sobrepeso. Cabe recordar que las grasas son los nutrientes que aportan más calorías.
• Las personas que pertenecen a este grupo se sienten atraídos por los postres más calóricos: helados, pasteles de chocolate, etc.
• Suelen acompañar las comidas con vino en lugar de agua.
• Comen pocos hidratos de carbono, ya sean complejos (arroz, pasta, etcétera) o simples (bollería, cereales azucarados, etc.).
• Su tendencia al consumo de hasta ocho veces más grasa que el resto de las personas les lleva a la acumulación de esta en las arterias, lo que favorece la aparición de placas de ateroma y, en consecuencia, de problemas cardiovasculares.
• Es cierto que la grasa es fundamental para mantener la buena calidad de la piel, ya que, junto con los aceites, le proporciona protección

antiinflamatoria y antioxidante. Ahora bien, para la salud en general, lo más recomendable es ingerir grasas insaturadas (el aceite de oliva es el mejor ejemplo) y dejar a un lado las saturadas (mantequilla, embutidos, beicon, etc.). Además del aceite de oliva, que ayuda a controlar los niveles de colesterol en la sangre porque reduce la oxidación del colesterol malo a través de los antioxidantes antiinflamatorios y los ácidos grasos que contiene, resultan también muy beneficiosas las grasas insaturadas de los siguientes alimentos: aguacate y pescado azul (salmón, atún, arenque o sardina).

Como siempre, la moderación alimentaria es la clave para mantener una buena salud y, volviendo al tema de la piel, esto no constituye una excepción. Si nos excedemos en el consumo de grasa, la piel también va a reflejarlo. Del mismo modo que si abusamos de los condimentos (sal, azafrán, pimienta, etc.):

• Problemas cutáneos (eccema, psoriasis, etc.)
• Problemas renales (infecciones de riñón y vejiga, etc.)
• Retención de líquidos
• Estreñimiento

Las comidas con grasas deberían acompañarse con vegetales crudos (alimentos del grupo de color verde) para que, por un lado, la aportación de vitamina C ayude como antioxidante a nuestras células y, por otro, para que la fibra ayude a eliminar los excesos de toxinas ingeridas y a aliviar el estreñimiento.

Estas personas se sienten bien con:

• **Un desayuno ligero**
• **Una comida potente**
• **Una cena moderada**
• **Refrigerios ligeros**

Se les recomienda:

- Escoger proteínas de origen animal magras (sin grasa) y eliminar la grasa visible antes de cocinar el alimento.
- Tomar lácteos desnatados y queso con menos del 40 % de materia grasa: requesón o queso de Burgos, etc. Pueden recurrir asimismo a los batidos o los yogures de soja como sustitutos.
- Añadir vegetales crudos a la comida y a la cena para ayudar a eliminar el exceso de grasas.
- Moderar el consumo de condimentos: especias, sal, etc.
- Ajustarse a las raciones de vino descritas en la dieta de los colores: una copa y media al día para las mujeres y dos para los hombres.
- Beber más agua y tomar infusiones drenantes de cola de caballo, espino blanco, té de Java o té rojo, etc.

Problemas de salud habituales

A causa del exceso de grasas, especias, sal, vino, etc., ya que estos alimentos producen un estímulo de las gónadas, pueden sufrir:
• Cansancio general.
• Problemas digestivos: indigestiones, afecciones relacionadas con la vesícula biliar, cálculos biliares, estreñimiento, etc.
• Enfermedades hepáticas: hígado graso, etc.
• Infecciones de riñón y de vejiga: infecciones de orina, cálculos o piedras renales (oxalato cálcico), etc.
• Retención de líquidos.
• Enfermedades cardiovasculares: hipercolesterolemia e hipertriglicemia (aumento del colesterol y de los triglicéridos en la sangre).
• Alteraciones de la piel: urticaria, eccema o psoriasis
• Problemas respiratorios: exceso de mucosidades.
• Infecciones víricas, bacterianas o fúngicas.

Suplementos dietéticos y enzimas recomendados

• Para mejorar las digestiones en general (gases, estreñimiento, diarrea):
  - *Lactobacillus acidophilus*
  - *Lactobacillus plantarum*
  - *Lactobacillus salivarius*
  - *Lactobacillus sparogenes*
  - *Lactobacillus casei*
  - *Bifidobacterium longum*
• Para el control del peso:
  - *Garcinia cambogia*
  - Cromo
• Para la salud del hígado (inflamación, abuso de alcohol, eliminación de toxinas, hipercolesterolemia):
  - Selenio
  - N-acetilcisteína
  - Cardo mariano
• Para infecciones virales, bacterianas o fúngicas:
  - Potasio
  - Magnesio
• Enzima fundamental: lipasa.
• Otras enzimas: proteasa, amilasa, lactasa, celulasa, hemicelulasa, pectinasa, diastasa.

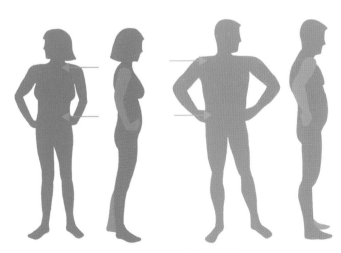

CUERPO SUPRA
(o tipo 3)

Características físicas

• Acumulan más volumen en la parte superior de la espalda y el torso, así como en la zona abdominal. Son de cadera estrecha y poca (o nada de) cintura, aunque estén delgados. Suelen tener un gran volumen de masa muscular y poca cantidad de grasa.
• En general, tienen las nalgas planas y sin forma.
• Piernas delgadas, fuertes y firmes, independientemente de la edad y el peso.
• Los hombres, cuando son de complexión fuerte, concentran casi todo su peso en la parte superior del tronco y en el abdomen.
• Las mujeres, también cuando son de complexión fuerte, tienen los senos grandes y concentran su peso en los hombros y en la espalda.

Rasgos de personalidad

Suelen ser líderes, decididos, coléricos («refunfuñones»), tenaces, obstinados, previsores (analizan las consecuencias) y tienen personalidades adictivas.

Tendencias alimentarias

• Sienten apetencia por la carne y las proteínas en general (pescado, huevos, leche y derivados). También les encanta añadir sal en todos los platos, incluso antes de probarlos. Por ello sienten la necesidad de beber durante las comidas. Alimentos que les atraen:
   - Proteínas de origen animal: carne de buey y de ternera, pollo, cerdo, embutidos, huevos, etc.
   - Patatas fritas de bolsa (sal).
   - Alimentos salados en general, como las conservas (pepinillos, aceitunas, etc.).
   - Chocolate.
• Pueden compensar esta predilección por las proteínas:
   - Acompañando las principales comidas con vegetales crudos; les resultará más sencillo, gracias a la fibra de estos, eliminar los residuos tóxicos que se producen por el exceso de proteínas (cuerpos cetónicos).
   - Bebiendo unos 2 litros de agua, que también ayuda a eliminar los residuos tóxicos.
   - Tomando proteasa, la enzima que descompone las proteínas, que suele escasear en las personas que forman parte de este tercer grupo.
• Consumen en general pocos hidratos de carbono del tipo cereales, legumbres, fruta o vegetales.

Estas personas se sienten bien con:

• Un desayuno ligero
• Una comida moderada
• Una cena abundante

Se les recomienda:

- No picar entre horas, pero si necesitan comer algo, deben optar por algún vegetal (grupo verde). Por su estructura corporal, con un gran volumen de masa muscular, y también por su mínima capacidad de descomponer las proteínas, precisan menos cantidad de estas que las personas que forman parte de los otros dos grupos.
- Pese a la especial apetencia que muestran por las proteínas de la carne roja (buey, ternera, etc.) y por los embutidos en general, la pauta dietética más recomendada en su caso es la vegetariana o semivegetariana. Les resultará más beneficioso consumir proteínas de origen vegetal (legumbres, cereales o frutos secos) y dejar a un lado las de origen animal, excepto las derivadas del pescado y las aves de corral (pollo, pavo, etc.).
- Deberían reducir o eliminar el consumo de sal.
- Se les aconseja que en el desayuno, la comida y la cena ingieran más fibra, tanto de la fruta como de otros vegetales para compensar el exceso de proteínas.
- En cuanto a las bebidas, les sientan muy bien las infusiones depurativas o los caldos de perejil, comino, anís estrellado, cola de caballo, té de Java, etc.

Suplementos dietéticos y enzimas recomendados

• Para mejorar la sintomatología digestiva general (digestiones difíciles, gases, estreñimiento):
  - Celulasa
  - Papaya (en zumo o fermentada)
  - Canela
  - Extracto de alcachofa
  - Aloe vera (en zumo, extracto, etc.)
  - Raíz de malvavisco
  - *Lactobacillus acidophilus*
  - *Lactobacillus plantarum*
  - *Lactobacillus salivarius*
  - *Lactobacillus casei*
  - *Bifidobacterium longum*
• Para combatir el insomnio, la ansiedad, el estrés y la hipertensión:
  - Valeriana
  - Pasionaria
  - Espliego
  - Olivo
  - Espino blanco
  - Hipérico
• Enzima fundamental: proteasa.
• Otras enzimas: lipasa, amilasa, lactasa, celulasa, hemicelulasa.

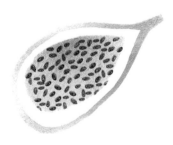

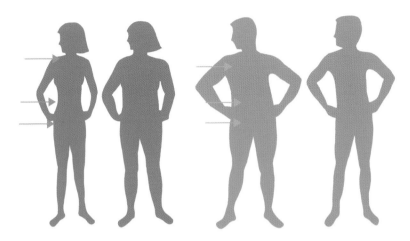

CUERPO NEURO
(o tipo 4)

Características físicas

• Son personas con rostro y cuerpo infantil, independientemente de la cantidad de ejercicio que practiquen. A menudo utilizan la misma talla de ropa de cuando eran adolescentes.

• Aparentan ser más jóvenes de lo que son, suele ser el miembro de la familia con un aspecto más juvenil.

• Tienen la cabeza grande en relación con el cuerpo, que es fibroso como el de un adolescente y nunca acaba de transformarse en el de un adulto. Tardan más en madurar.

• El peso del cuerpo se distribuye de forma regular. El aumento de grasa en el organismo se produce de manera uniforme, no se localiza en una zona determinada.

Rasgos de personalidad

Acostumbran a ser personas introvertidas, tímidas en menor o mayor grado, si bien no les molesta socializar. Les gusta estar solos y son ingeniosos, flemáticos, previsores, juiciosos, intelectuales, pensadores, etc.

Tendencias alimentarias

• Les encantan los productos lácteos. A pesar de esto, a menudo presentan intolerancia a la lactosa (el azúcar de la leche). Es probable que muchas de las personas de este *body type* no fueran lactantes en su infancia. Y puesto que habrían empezado tomando leche de vaca desde muy pronto, posiblemente llegue un día en que ya no la digieran bien por haber desarrollado una intolerancia o alergia a la lactosa.
• Además de los productos lácteos de todo tipo (leche, yogur, queso, helado, nata), también se sienten atraídos por las grasas y los hidratos de carbono (dulces, salsas cremosas, galletas, cereales, pan o féculas).
• En general, presentan un déficit de las enzimas lipasa, lactasa, maltasa y celulasa. Debido a esto les cuesta mucho digerir los lácteos, las grasas y la fibra, por lo que suelen sufrir problemas intestinales (colon). Si intentan solucionarlos ingiriendo más fibra, lo único que conseguirán es empeorar la situación, pues esta se compone de celulosa y nuestro organismo no puede sintetizar la celulasa, la enzima que la descompone y que se destruye con el procesado y el cocinado de los alimentos que la contienen; de esta forma se crea un círculo vicioso.
• Las personas que pertenecen a este grupo digieren mejor las proteínas, por ello se les aconseja que las tomen en las dos comidas principales del día. Pueden consumir tanto proteínas de origen animal (carne, pescado, lácteos, etc.) como de origen vegetal (legumbres, cereales, etc.) si las combinan correctamente, es decir, completando todos los aminoácidos esenciales necesarios para fabricar las proteínas completas de elevada calidad.

Estas personas se sienten mejor si:

• **Comen varias veces al día (mínimo cinco).**
• **Ingieren pequeñas cantidades de alimento que mastican bien.**

Se les recomienda:

- **Tomar infusiones que ayudan a digerir y a evitar o expulsar los gases (hinojo, anís estrellado, manzanilla, etc.).**
- **Evitar o reducir el consumo de lácteos y de sus derivados, o sustituirlos por batidos o yogures de soja.**
- **Cocinar con poca o ninguna sal.**

Problemas de salud habituales

Estas personas son más proclives a presentar ciertos trastornos a causa de la actividad de la glándula pituitaria (hipófisis), la cual controla toda la actividad endocrina del organismo, aunque estos también son provocados por el excesivo consumo de lácteos, grasas, dulces, féculas y cereales. Dichos problemas son:

• Alteraciones generales del aparato digestivo: gastritis, indigestiones, enfermedad de Crohn, períodos de alternancia entre estreñimiento y diarrea, gases, náuseas, colon irritable, colitis, etc.
• Dificultad para digerir los lácteos, la grasa y la fibra, lo que, en consecuencia, puede originar: afecciones digestivas, alergias o intolerancias a la lactosa, debilitación del sistema inmunológico (defensas), etc.
• Alteraciones dermatológicas: eccemas, psoriasis, etc.
• Problemas respiratorios: exceso de mucosidad, asma, resfriados, enfisema, etc.

• Alteraciones hormonales: además de controlar nuestro sistema endo-crino, la glándula pituitaria regula también las producción de hormonas de otras glándulas e, indirectamente, afecta al sistema neurológico.
• Cansancio debido a las malas digestiones y al mal aprovechamiento de los nutrientes.
• Estrés causado por la mala nutrición.

Suplementos dietéticos y enzimas recomendados

• Para mejorar las alteraciones del aparato digestivo:
  - *Gotu kola*
  - *Lactobacillus acidophilus*
  - *Lactobacillus plantarum*
  - *Bifidobacterium longum*
• Para mejorar el estado general:
  - Citrato de calcio
  - Acerolo
  - Alga *chlorella*
• Enzimas fundamentales: lactasa, lipasa, celulasa, maltasa.
• Otras: amilasa, proteasa, diastasa, pectinasa.

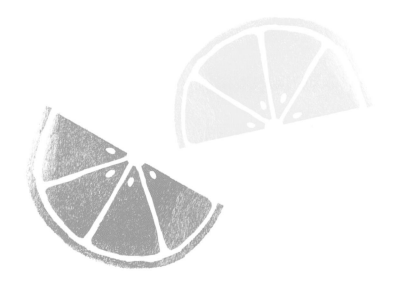

6

LA DIETA DE LOS COLORES EN LA PRÁCTICA

—

Cómo y qué comemos

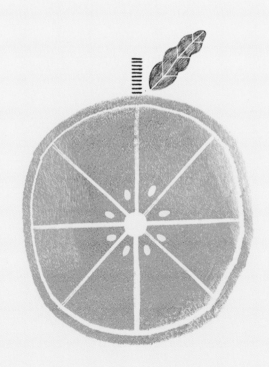

Comenzar la dieta de los colores es una apuesta firme por una forma de alimentarse saludable y equilibrada. El eje de esta propuesta nutricional es una sencilla combinación de los alimentos por colores. Hagamos un rápido repaso. A partir de ahora, dividiremos el universo de los colores en cuatro grupos principales: proteínas (animales y vegetales); hidratos de carbono y azúcares; grasas, y vegetales, que se corresponden con los colores rojo, amarillo, marrón y verde, respectivamente. Además, agruparemos las bebidas y los condimentos para identificarlos en un único color, el azul.

PROTEÍNAS (VEGETALES Y ANIMALES)	ALUBIAS, GARBANZOS, LENTEJAS, RAPE, POLLO, TERNERA, SALMÓN...
HIDRATOS DE CARBONO Y AZÚCARES	MELOCOTÓN, MANZANA, MANDARINA, JUDÍA VERDE, PATATA, CALABAZA...
GRASAS	ACEITE DE OLIVA, AGUACATE, ALMENDRAS, CACAHUETES...
VEGETALES	ACELGAS, ALCACHOFAS, ESPÁRRAGOS, ESPINACAS, PIMIENTOS, PUERROS...

BEBIDAS Y CONDIMENTOS

Dado que el organismo femenino tiene una necesidad calórica inferior al masculino, las raciones diarias para cada sexo son las siguientes:

Raciones para mujeres: 3 + 3 + 3 y vegetales libres

LIBRE

Raciones para hombres: 4 + 4 + 4 y vegetales libres

LIBRE

En cuanto a las cantidades, serán las mismas para ambos sexos. Se encuentran en la página 216.

Objetivos de la dieta

Modificar nuestros hábitos nutricionales exige un gran esfuerzo físico y mental, por ello debemos tener muy claros nuestros objetivos; lo primero que se nos pasará por la cabeza nada más empezar la dieta será la habitual pérdida de peso; sin embargo, esta apunta al horizonte de la salud. Debemos subrayar que, siguiéndola, lo que hacemos es aprender a comer de forma equilibrada, a la vez que respondemos a las necesidades nutricionales básicas para que nuestro organismo funcione correctamente. Por otra parte, aprendemos a «cuidarnos», eliminando del menú todo aquello que nos perjudica (en especial, grasas y azúcares innecesarios que malgastan la energía vital).

Con la dieta de los colores:

• Aprenderemos a comer de manera consciente.
• Aprenderemos a comer de forma equilibrada.
• Eliminaremos el sobrepeso y recuperaremos nuestro peso ideal.

Y además:

• Seleccionaremos de modo estratégico los alimentos para poder seguir comiendo bien incluso en situaciones en las que no tengamos un control de la cocina: celebraciones, menús de restaurante, etc.
• Sabremos cómo compensar los excesos si nos desviamos de la pauta nutricional de la dieta.

Punto de partida: nosotros

Antes de empezar a poner en práctica la dieta haremos una evaluación de nuestro punto de partida. Por otra parte, el estado de salud es básico para afrontar con éxito un dieta hipocalórica; de modo que es aconsejable realizar un examen médico inicial para garantizar que nuestros niveles de hierro, colesterol, etc., son los correctos. En caso de presentar circunstancias médicas específicas (diabetes, etc.), es aconsejable consultarlo también con el médico especialista. Por otra parte, es preciso que revisemos los malos hábitos nutricionales adquiridos y que nos concienciemos sobre el cambio que debemos llevar a cabo para mejorar nuestra salud y bienestar.

Podemos empezar la dieta de los colores si...

✓ Nuestro estado de salud es óptimo.

✓ Nos comprometemos a hacer ejercicio físico de forma regular.

✓ Vamos a hacer como mínimo cinco comidas al día.

✓ Vamos a eliminar todos los alimentos nocivos para nuestra salud: grasas saturadas, exceso de sal, etc.

Hay que saber...

Sí a una dieta equilibrada

La dieta de los colores se ha diseñado para cubrir las necesidades nutricionales básicas de hombres y mujeres. Las raciones y las cantidades específicas cumplen de forma estricta con:
- La fibra diaria necesaria.
- La proteína suficiente para evitar el desgaste muscular.
- Las vitaminas y los minerales suficientes para reforzar el sistema inmunológico y mantener los huesos y los dientes fuertes.

El hecho diferencial de la dieta de los colores estriba en que, al segmentar los alimentos por colores, resulta muy fácil de seguir.

Sí podemos...

✓ **Fraccionar las raciones.** Es decir, si la ración de queso fresco (proteína animal del grupo de color rojo) es de 60 gramos, podemos tomar 30 gramos (media ración) y dejar la otra media para otro momento del día.

✓ **Combinar las raciones dentro del mismo color.** Podemos ingerir media ración de dos tipos distintos de alimentos del mismo grupo de color. Por ejemplo, podríamos comer 30 gramos de queso fresco y un yogur desnatado. Estas dos medias raciones sumarían una en el cómputo diario.

✓ **Distribuir los alimentos a lo largo del día.** Ninguna regla nos obliga a comer proteína en las comidas principales, por ejemplo. La pauta es de 3 raciones de color rojo, 3 de color amarillo y 3 de color marrón al día (4 + 4 + 4 en el caso de los hombres) y somos libres de distribuirlas según nos convenga. Así, por ejemplo, podemos ingerir las tres raciones de proteína (grupo de color rojo) entre el desayuno, el almuerzo y la comida y no en la cena ni en la merienda.

✓ **Recurrir al grupo verde para reconducir «desvíos».** Si hemos tenido que desviarnos de las pautas de la dieta, podemos compensar esto de forma excepcional tomando las últimas comidas solo del grupo verde.

✓ **Identificar los ingredientes y calcular las raciones en los platos más elaborados.** Sería el caso de una paella, por ejemplo. Aquí tendríamos que sumar el arroz (grupo amarillo) más las verduras (grupo verde) y la carne o el pescado (grupo rojo). En un solo plato podríamos «gastar» dos o más raciones del mismo color o de distintos colores. Es por ello que recomendamos, al menos al principio de la dieta, platos menos elaborados con los que poder controlar fácilmente las raciones según cada color.

No podemos...

✗ **Compensar entre colores.** No es posible tomar, por ejemplo, dos raciones de color rojo y, en compensación, cuatro del grupo amarillo o del marrón.

✗ **Reducir o eliminar raciones.** La dieta está diseñada para obtener de los alimentos las vitaminas, los minerales, las proteínas, etc. necesarios para el buen funcionamiento de nuestro organismo. Reducir las raciones o saltarse comidas provocará un desequilibrio que puede resultar perjudicial tanto para nuestra salud como para nuestra línea.

✗ **Castigarnos si tenemos apetito.** Ante un ataque de ansiedad, debemos recurrir a las estrategias descritas en el capítulo del control del apetito.

✗ **Calcular a ojo las cantidades.** Sobre todo al principio, tendremos que ser muy estrictos con las cantidades especificadas para cada alimento.

✗ **Obsesionarnos con las calorías.** Si nos ajustamos a las raciones y las cantidades descritas en la dieta, nos mantendremos dentro de los parámetros de una dieta hipocalórica.

> **Además de su clasificación (grasas, hidratos de carbono, etc.), la distribución de los alimentos que hagamos a lo largo del día puede provocar que estos engorden mucho o poco y sean más o menos saludables. También influye la cocción y cómo se combinan. De manera que si solo nos fijamos en las calorías llevaremos a cabo una valoración incompleta.**

Orientaciones básicas para cocinar los alimentos

• Los principales sistemas de cocción que se emplearán en la dieta son los que se consideran más saludables: el horno, el vapor y la plancha. Tenemos que aparcar los fritos y los rebozados por su alto contenido calórico.
• Reducir la sal y sustituirla por hierbas aromáticas es también recomendable.
• Remplazar el azúcar por edulcorantes como estevia, sacarina, etc.
• Escoger platos sencillos con una guarnición generosa de alimentos del grupo verde.
• Los caldos vegetales, las ensaladas o los zumos vegetales constituyen una estupenda opción de entrante.

———

Siete días con la dieta de los colores

———

Las posibilidades de combinar platos y alimentos son prácticamente infinitas, pero detallaremos la dieta durante siete días para hacer una demostración práctica. Por otro lado, hasta que consigamos controlar las raciones y los colores, aconsejamos llevar a cabo una programación de los menús. Si planificamos a una semana vista, por ejemplo, nos resultará más sencillo disponer de todos los ingredientes y corregir cualquier exceso imprevisto.

LUNES

MUJERES

DESAYUNO	LECHE DESNATADA 250 ml	REBANADA DE PAN INTEGRAL 50 g	ACEITE 1 cucharada sopera	
ALMUERZO	1 ZUMO DE TOMATE			
COMIDA	ENSALADA VERDE	POLLO A LA PLANCHA 150 g	1/2 AGUACATE	1 MANZANA
MERIENDA	1 TORTITA DE MAÍZ 1/2 ración			
CENA	PURÉ DE CALABACÍN SEMILLAS DE GIRASOL 30 g	MERLUZA 150 g	ESPÁRRAGOS	CEREZAS 14 cerezas

LUNES

HOMBRES

DESAYUNO	LECHE DESNATADA 250 ml	REBANADA DE PAN INTEGRAL 50 g	ACEITE 1 cucharada sopera	JAMÓN SERRANO 2 lonchas
ALMUERZO	1 ZUMO DE TOMATE	CACAHUETES 14 gramos		
COMIDA	ENSALADA VERDE	POLLO A LA PLANCHA 150 g	1/2 AGUACATE	1 MANZANA
MERIENDA	2 TORTITAS DE MAÍZ			
CENA	PURÉ DE CALABACÍN SEMILLAS DE GIRASOL 30 g	MERLUZA 150 g	ESPÁRRAGOS	14 CEREZAS

MARTES

MUJERES

DESAYUNO	INFUSIÓN DE COLA DE CABALLO	REBANADA DE PAN INTEGRAL 50 g	ACEITE 1 cucharada sopera	EMBUTIDO DE PAVO 1 loncha 1/2 ración
ALMUERZO	CAFÉ CON LECHE DESNATADA 125 ml 1/2 ración			
COMIDA	ENSALADA DE CANÓNIGOS	MERLUZA A LA PLANCHA 150 g	ACEITE 1 cucharada sopera	1 MANDA-RINA
MERIENDA	1 MANZANA	3 NUECES		
CENA	CALDO VEGETAL	POLLO AL HORNO 150 g	CHAMPI-ÑONES SALTEADOS	INFUSIÓN DE HINOJO

MARTES

HOMBRES

DESAYUNO	INFUSIÓN DE COLA DE CABALLO	REBANADA DE PAN INTEGRAL 50 g	ACEITE 1 cucharada sopera	EMBUTIDO DE PAVO 2 lonchas
ALMUERZO	CAFÉ CON LECHE DESNATADA 125 ml 1/2 ración	QUESO FRESCO 30 g	REBANADA DE PAN INTEGRAL 50 g	
COMIDA	ENSALADA DE CANÓNIGOS	MERLUZA A LA PLANCHA 150 g	ACEITE 1 cucharada sopera	1 MANDA-RINA CHOCOLATE NEGRO 2 onzas
MERIENDA	1 MANZANA	3 NUECES	CHAMPI-ÑONES SALTEADOS	INFUSIÓN DE HINOJO
CENA	CALDO VEGETAL	POLLO AL HORNO 150 g		

MIÉRCOLES

MUJERES

DESAYUNO	CAFÉ CON LECHE DESNATADA 125 ml 1/2 ración	REBANADA DE PAN INTEGRAL 50 g	ACEITE 1 cucharada sopera	
ALMUERZO	1 TÉ SIN TEÍNA			
COMIDA	ENSALADA DE RÚCULA	TOFU SALTEADO 150 g	ACEITE 1 cucharada sopera	1 taza de FRESAS
MERIENDA	REBANADA DE PAN INTEGRAL 50 g	ACEITE 1 cucharada sopera	EMBUTIDO DE PAVO 1 loncha 1/2 ración	
CENA	CALDO VEGETAL	LUBINA AL HORNO 150 g	ESPÁRRAGOS	INFUSIÓN DE HIERBALUISA

MIÉRCOLES

HOMBRES

DESAYUNO	CAFÉ CON LECHE DESNATADA 125 ml 1/2 ración	REBANADA DE PAN INTEGRAL 50 g	ACEITE 1 cucharada sopera	QUESO FRESCO 0 % 75 g
ALMUERZO	1 TÉ SIN TEÍNA	1 MANZANA		
COMIDA	ENSALADA DE RÚCULA	TOFU SALTEADO 150 g	ACEITE 1 cucharada sopera	1 taza de FRESAS
MERIENDA	REBANADA DE PAN INTEGRAL 50 g	ACEITE 1 cucharada sopera	EMBUTIDO DE PAVO 1 loncha 1/2 ración	
CENA	CALDO VEGETAL	LUBINA AL HORNO 150 g	ESPÁRRAGOS 1 AGUACATE PEQUEÑO	INFUSIÓN DE HIERBALUISA

JUEVES

MUJERES

DESAYUNO	CAFÉ CON LECHE DESNATADA 125 ml 1/2 ración	1 taza de FRESAS	3 NUECES	
ALMUERZO	1 TÉ VERDE	CEREALES INTEGRALES 20 g 1/2 ración		
COMIDA	ENSALADA VERDE	GUISANTES SALTEADOS 150 g	ACEITE 1 cucharada sopera	1 CIRUELA 1/2 ración
MERIENDA	REBANADA DE PAN INTEGRAL 50 g	ACEITE 1 cucharada sopera	EMBUTIDO DE PAVO 1 loncha 1/2 ración	
CENA	CALDO VEGETAL	DORADA AL HORNO 150 g	TOMATES AL HORNO	INFUSIÓN DE COLA DE CABALLO

JUEVES

HOMBRES

DESAYUNO	CAFÉ CON LECHE DESNATADA 125 ml 1/2 ración	1 taza de FRESAS	ACEITE 1 cucharada sopera	REBANADA DE PAN INTEGRAL 50 g
ALMUERZO	TÉ VERDE	CEREALES INTEGRALES 20 g 1/2 ración	6 ALMENDRAS	
COMIDA	ENSALADA VERDE	GUISANTES SALTEADOS 150 g	ACEITE 1 cucharada sopera	1 CIRUELA 1/2 ración
MERIENDA	REBANADA DE PAN INTEGRAL 50 G	ACEITE 1 cucharada sopera	EMBUTIDO DE PAVO 2 lonchas	1 CAFÉ DESCAF. CON LECHE DESNATADA 125 ml 1/2 ración
CENA	CALDO VEGETAL	DORADA AL HORNO 150 g	TOMATES AL HORNO	INFUSIÓN DE COLA DE CABALLO

VIERNES

MUJERES

DESAYUNO	CAFÉ CON LECHE DESNATADA 125 ml 1/2 ración	CEREALES INTEGRALES 40 g 1 ración		
ALMUERZO	INFUSIÓN DE COLA DE CABALLO	REBANADA DE PAN INTEGRAL 50 g	ACEITE 1 cucharada sopera	EMBUTIDO DE PAVO 1 loncha 1/2 ración
COMIDA	ENSALADA VERDE	ARROZ INTEGRAL 150 g	ACEITE 1 cucharada sopera	1 TÉ VERDE SIN TEÍNA
MERIENDA	QUESO FRESCO 0 % 75 g	6 ACEITUNAS		
CENA	CALDO VEGETAL	SALMÓN A LA PARRILLA 100 g	ALCACHOFAS AL HORNO	INFUSIÓN DE ROOIBOS

VIERNES

HOMBRES

DESAYUNO	CAFÉ CON LECHE DESNATADA 125 ml 1/2 ración	CEREALES INTEGRALES 20 g 1/2 ración	**2 CLARAS DE HUEVO** 1/2 ración	
ALMUERZO	INFUSIÓN DE COLA DE CABALLO	REBANADA DE PAN INTEGRAL 50 g	ACEITE 1 cucharada sopera	**EMBUTIDO DE PAVO** 2 lonchas
COMIDA	ENSALADA VERDE	ARROZ INTEGRAL 150 g	ACEITE 1 cucharada sopera	TÉ VERDE SIN TEÍNA
MERIENDA	QUESO FRESCO 0 % 75 g	6 ACEITUNAS	REBANADA DE PAN INTEGRAL 50 g	
CENA	CALDO VEGETAL	**SALMÓN A LA PARRILLA** 100 g	1 AGUACATE PEQUEÑO ALCACHOFAS AL HORNO	INFUSIÓN DE ROOIBOS

SÁBADO

MUJERES

DESAYUNO	INFUSIÓN DE COLA DE CABALLO	1 MANGO		
ALMUERZO	CAFÉ **CON LECHE DESNATADA** 125 ml 1/2 ración	REBANADA DE PAN INTEGRAL 50 g	ACEITE 1 cucharada sopera	**EMBUTIDO DE PAVO** 1 loncha 1/2 ración
COMIDA	BRÉCOL AL VAPOR	PASTA 150 g	ACEITE 1 cucharada sopera	CAFÉ DESCAFEINADO
MERIENDA	**1 YOGUR NATURAL**	CHOCOLATE NEGRO 2 onzas		
CENA	CALDO VEGETAL	**CALAMARES A LA PLANCHA** 100 g	ENDIVIAS	INFUSIÓN DE HIERBALUISA

SÁBADO

HOMBRES

DESAYUNO	INFUSIÓN DE COLA DE CABALLO	1 MANGO	REBANADA DE PAN INTEGRAL 50 g	ACEITE 1 cucharada sopera
ALMUERZO	CAFÉ **CON LECHE DESNATADA** 125 ml 1/2 ración	REBANADA DE PAN INTEGRAL 50 g	ACEITE 1 cucharada sopera	**EMBUTIDO DE PAVO** 1 loncha 1/2 ración
COMIDA	BRÉCOL AL VAPOR	PASTA 150 g	ACEITE 1 cucharada sopera	**1 YOGUR DESNATADO** 1/2 ración CAFÉ DESCAF.
MERIENDA	**1 YOGUR DESNATADO** 1/2 ración	CHOCOLATE NEGRO 2 onzas	1,5 GALLETAS MARÍA 1/2 ración	
CENA	CALDO VEGETAL	**CALAMARES A LA PLANCHA** 100 g	ENDIVIAS	INFUSIÓN DE HIERBALUISA

DOMINGO

MUJERES

DESAYUNO	TÉ	REBANADA DE PAN INTEGRAL 50 g	ACEITE 1 cucharada sopera	
ALMUERZO	INFUSIÓN DE COLA DE CABALLO	1 YOGUR DESNATADO 1/2 ración	3 NUECES	
COMIDA	ESPÁRRAGOS A LA PLANCHA	BERENJENA AL HORNO 150 g	TERNERA 100 g ACEITE 1 cucharada sopera	CAFÉ DESCAFEINADO
MERIENDA	1 YOGUR DESNATADO 1/2 ración	CEREALES INTEGRALES 20 g 1/2 ración		
CENA	CALDO VEGETAL	ATÚN FRESCO A LA PLANCHA 100 g	COLES DE BRUSELAS	POLEO MENTA

DOMINGO

HOMBRES

DESAYUNO	TÉ	REBANADA DE PAN INTEGRAL 50 g	ACEITE 1 cucharada sopera	REQUESÓN 60 g
ALMUERZO	INFUSIÓN DE COLA DE CABALLO	1 YOGUR DESNATADO 1/2 ración	3 NUECES	
COMIDA	ESPÁRRAGOS A LA PLANCHA	BERENJENA AL HORNO 150 g	TERNERA 100 g ACEITE 1 cucharada sopera	1 PERA CAFÉ DESCAFEINADO
MERIENDA	1 YOGUR DESNATADO 1/2 ración	CEREALES INTEGRALES 40 g		
CENA	CALDO VEGETAL	ATÚN FRESCO A LA PLANCHA 100 g	ACEITE 1 cucharada sopera COLES DE BRUSELAS	POLEO MENTA

La dieta de los colores fuera de casa

Uno de los principales obstáculos que se nos presentan al seguir una dieta es cuando no somos nosotros los responsables de la cocina y tenemos que comer fuera de casa. Los compromisos o la falta de tiempo han convertido la restauración en una alternativa cotidiana para la mayoría de personas. No obstante, esta circunstancia no tendría que ser una excusa para aparcar el régimen o para flexibilizarlo. En este sentido, uno de los objetivos de la dieta de los colores es aprender a seleccionar en los menús de otros, y es que también debemos ser capaces de seguirla escogiendo los platos que más se ajusten a las raciones y alimentos recomendados.

Directrices generales para cuando vayamos a un restaurante

• Evitar los bufés libres o las comidas con muchos servicios. Es mucho mejor escoger los platos de una carta con opciones limitadas.
• Seleccionar todos los platos de una vez, incluido el postre. De esta forma, tendremos una imagen de conjunto de las raciones y no caeremos en tentaciones posteriores.
• En el momento de elegir nos fijaremos en el plato principal. A continuación, escogeremos el resto de la comida teniendo en cuenta los ingredientes de este y las raciones que nos podemos permitir ese día (si ya hemos consumido el máximo de hidratos de carbono o no, por ejemplo).
• Evitar las cestitas de pan con mantequilla o los aperitivos (patatas chips, aceitunas o frutos secos) que nos ofrecen. De hecho, deberíamos pedirle al camarero que los retirara de la mesa para evitar tentaciones.
• Preguntar cómo se han elaborado los platos. Una opción que a priori puede parecernos saludable quizá esté preparada con salsas o con un sistema de cocción poco aconsejable (fritos, rebozados, etc.).

• Averiguar qué guarnición acompaña al plato principal y, si hace falta, pedir que nos la sustituyan por vegetales del grupo verde: alcachofas al horno, champiñones salteados, espárragos a la plancha, pimiento al horno, etc.
• Obviar aquellos platos que ya no nos convienen. Es decir, no hace falta que prestemos atención a los fritos, los rebozados, los platos con mucha grasa o que se incluyen en alguno de los colores de los que ya hemos tomado las raciones máximas que nos correspondían.
• Ceñirnos a los postres descritos en la dieta: frutas, infusiones, etc. Si no somos capaces de prescindir de estos, lo mejor es compartirlos o comernos solo la mitad. Otro truco aconsejable: si vamos a tomarlos, el resto de los platos del menú tiene que contener sobre todo vegetales y dejar a un lado los almidones (patatas, arroz y pan).
• Si a pesar de todas las precauciones nos hemos pasado de la raya, no debemos torturarnos. En la comida siguiente ya seguiremos las directrices de la dieta de los colores.

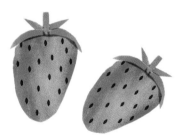

El menú paso a paso

APERITIVO

 SÍ
Crudités, zumo de tomate.

✗ **NO**
Alimentos procesados, como las galletas saladas, los cacahuetes fritos, los aperitivos fritos tipo ganchitos, etc.
Tampoco dados de embutido, aceitunas, tapas, etc.

PRIMER PLATO

**Mejor platos sencillos, con pocos ingredientes
y de cocciones sin grasa**

✔ SÍ

Ensaladas: uno de los mejores recursos. Prestar atención a los aliños. Estos deben servirse por separado. Sustituir los aderezos a base de crema de leche y optar por zumo de limón o vinagre y aceite (contando entonces una ración de grasas, grupo de color marrón).

Sopas: pueden ser frías en verano (gazpacho o sopa fría de tomate) y calientes en invierno (caldo de verduras).

✘ NO

Entremeses: embutidos, huevo, quesos grasos, dados de beicon o picatostes.

Cremas: pese a ser de verduras, suelen prepararse con crema de leche y contendrían, por tanto, grasas. Pueden llevar también yema de huevo entre sus ingredientes.

Sopas de cocido: con picatostes o albóndigas. Además, los cocidos muy sustanciosos suelen contener mucha grasa de ternera o de cordero y, sobre todo, de la piel del pollo, si esta no se ha retirado antes.

PLATO PRINCIPAL

Mejor hecho a la parrilla, a la plancha o al horno

✔ SÍ

Filete de pavo
Pechuga de pollo
Pescado

...

✘ NO

Ternera en salsa
Buey guisado
Cordero estofado

...

POSTRE
Sí, también podemos tomar postre

 SÍ

Fruta o zumo de fruta (grupo del color amarillo, prestando atención a las raciones totales).
Infusiones

✗ **NO**

Nata, chocolate o cremas: constituyen un suplemento innecesario de calorías y grasas.

PAN
Nunca untarlo con mantequilla

 SÍ

Pan integral (grupo del color amarillo, prestando atención a las raciones totales del día).

✗ **NO**

Panecillos: elaborados con suplementos de huevo, leche o mantequilla, o bien con frutos secos, aceitunas, etc.
Bollería: Aun siendo de la familia del pan, contiene una gran cantidad de grasas saturadas.

BEBIDAS

 SÍ

Agua mineral: mejor de mineralización débil.
Agua carbónica: con una rodaja de limón, lima o naranja para dar un toque de fantasía a la bebida.

✗ **NO**

Bebidas alcohólicas: aportan calorías que dificultan el control del peso, aumentan el nivel de colesterol y de los triglicéridos en sangre.
Cerveza sin alcohol: a pesar de su baja graduación, contribuye a aumentar los triglicéridos.
Café irlandés, licores de cremas: contienen grandes cantidades de crema de leche o de helado batido.

Ejercicio práctico

Vamos a exponer ahora el menú que podemos encontrar en un restaurante estándar. De él seleccionaremos las mejores opciones desde la óptica de la dieta de los colores y, a continuación, lo presentaremos según las raciones correspondientes a cada grupo de color.

PRIMER PLATO

MENÚ DEL DÍA
Lentejas estofadas
Ensalada de tomate
Macarrones a la carbonara

SELECCIÓN
La ensalada de tomate es la opción ganadora. Las lentejas estofadas pueden contener un elevado nivel de grasa por el chorizo y la morcilla que llevan. En cuanto a los macarrones, la salsa «engrasa» innecesariamente la pasta.

SEGUNDO PLATO

MENÚ DEL DÍA
Pechuga de pollo a la plancha
Paella
Calamares a la romana

SELECCIÓN
El segundo plato escogido sería la pechuga de pollo a la plancha. La paella es una propuesta de elaboración compleja que puede sumarnos muchos ingredientes y dificulta el control de las raciones. Por otro lado, el problema de los calamares a la romana es que están fritos.

POSTRE

MENÚ DEL DÍA
Fruta
Requesón con miel
Crema catalana

SELECCIÓN
La fruta sería la forma ideal de culminar nuestro menú. No obstante, también podría optarse por el requesón con miel si no hemos excedido las raciones de azúcares y proteínas del conjunto del día. Descartamos la crema catalana por la gran cantidad de grasa y azúcar que presenta.

La distribución en colores de este menú sería, pues:

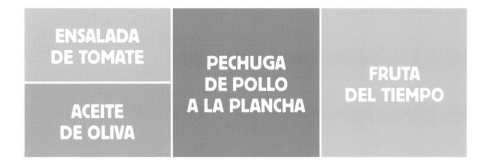

Ese día las mujeres aún podrían tomar 2 raciones más de proteínas (grupo de color rojo); 2 de hidratos de carbono y de azúcares (grupo de color amarillo); y 2 más de grasas (grupo de color marrón). En el caso de los hombres sumaríamos una ración extra: 3 rojos, 3 amarillos y 3 marrones. Como siempre, los vegetales (grupo de color verde) no tienen limitación alguna.

Escoger restaurante

Comer fuera de casa y respetar la dieta no siempre es fácil si nos alejamos de la fórmula básica de la cocina mediterránea. A continuación, repasaremos las propuestas gastronómicas más comunes y las marcaremos según el nivel de peligro que supongan para nuestros buenos propósitos.

✗ Fast food

Pese a las recientes ofertas de menús bajos en grasas o sin colesterol, es el tipo de comida que presenta un mayor contenido de estos. Es difícil escoger una opción en su carta, pero, si es posible, seleccionaremos los sándwiches de pollo asado y las patatas al horno.

Cuidado con el pollo frito en manteca de vaca o de cerdo y con las hamburguesas fritas o preparadas con queso, pues en ellos se duplican las grasas. Atención también a las salsas y los aliños de mantequilla o crema agria.

◯ Cocina francesa

Muy lejos de ser una cocina sencilla, la gastronomía francesa destaca por sus platos elaborados y las salsas que estos contienen, que suelen prepararse con crema de leche, huevo y mantequilla. Así pues, tendremos que descartar la salsa bechamel, la bearnesa o la holandesa, presentes en muchos platos de esta cocina.

En la lista prohibida se inscriben también los platos gratinados, por la gran cantidad de queso y mantequilla que llevan, y los postres (famosos por sus cremas y pasteles). No obstante, la cocina francesa cuenta también con carnes y pescados a la brasa, aliñados con hierbas y especias.

Cocina italiana

La pasta es un alimento bajo en colesterol y grasas, siempre que no se acompañe con carnes, salsas y queso. Preferiblemente, optaremos por los platos marinados y los marsala condimentados con vino, que presentan un menor contenido en grasa.

Cocina mexicana

Esta gastronomía resulta muy tentadora y, además, permite escoger las verduras y los frijoles sin freír. También se pueden pedir los burritos con tortillas de maíz sin freír y sin mantequilla, lo que los hace también aceptables.

Hay que tener cuidado, sin embargo, con los nachos y los frijoles fritos, que se preparan con manteca de cerdo (una grasa muy saturada). En general, sus salsas son ricas en grasas. De modo que pediremos aparte la salsa agria, el guacamole, los aliños y el queso fundido para controlar la grasa que añadimos a los platos.

Cocina japonesa

Recomendamos sobre todo los platos *yakimono*, ya que se asan al vino o con limón, así como el pescado crudo (el *sashimi* o el *sushi*), excelente opción por la poca grasa que contiene.

También recomendamos los platos tradicionales de verduras y los que llevan tofu (proteína de soja). La única objeción, pues, sería la tempura, que es un frito.

✔ Cocina china

Es una de las gastronomías más aceptables por su bajo contenido en grasa. Muchos de sus platos están hechos al vapor, y los fritos se hacen de forma rápida y con aceite vegetal.

Las propuestas que contienen pollo y marisco son numerosas y destacan por su poca grasa. Cuidado con algunas trampas: el arroz tres delicias, las sopas y los fideos llevan huevo.

7 PREGUNTAS BÁSICAS
SOBRE LA DIETA DE LOS COLORES

1

¿En qué consiste la dieta de los colores?

Es una dieta en la que los grupos de alimentos se distinguen por colores: hidratos de carbono y azúcares, amarillo; proteínas (vegetales y animales), rojo; grasas, marrón, y vegetales, verde. Por último, los condimentos y las bebidas se identifican con el color azul.

2

¿En qué se diferencia de otras dietas?

Cumple con todos los requisitos nutricionales para el organismo (vitaminas, minerales, etc.). Por otro lado, la identificación de los alimentos a través de los colores hace que resulte fácil de seguir.

3

¿Qué se consigue con la dieta?

En primer lugar, adquirir unos hábitos nutricionales saludables y, además, eliminar el sobrepeso.

4

¿Cuánto peso podemos perder?

Depende del sobrepeso de cada uno, pero pueden llegar a perderse entre 2 y 6 kilos el primer mes (teniendo en cuenta que los dos primeros son de agua).

5

¿Qué elementos son clave para conseguir los resultados?

- Constancia.
- Motivación.
- Objetivo razonable, según el tipo de persona y el *body type.*
- Aumento de la actividad física.
- Aprender a hacer bien las combinaciones alimentarias.
- Respetar las pautas de la dieta.

6

¿Hay alimentos prohibidos?

No hay alimentos prohibidos, pero si apostamos por una nutrición saludable, tendremos que eliminar las grasas saturadas y limitar el consumo de azúcar, sal y alcohol (solo vino y en las cantidades recomendadas).

7

¿Y para beber?

Agua, agua, agua y bebidas sin azúcar. También, infusiones sin teína (preferiblemente) y café y vino, siguiendo las cantidades recomendadas.

7

LOS EFECTOS *ANTI-AGING* DE LA DIETA DE LOS COLORES

—

Los aliados de la belleza y la juventud

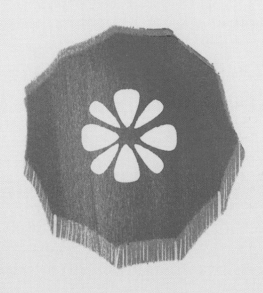

Más delgados y ¿por qué no también más jóvenes? Una de las herramientas a nuestro alcance para frenar los estragos del paso del tiempo es precisamente la nutrición. Envejecemos porque nos deterioramos. Una vez cumplidos los treinta, los niveles de agua y de energía inician un declive progresivo en el cuerpo humano (se reducen aproximadamente un 1% cada año). Con el envejecimiento afloran una serie de «fallos» en el organismo: los tejidos y los órganos se desgastan, aparecen mutaciones genéticas, etc. Varios estudios científicos estiman que en un hombre de ochenta años mueren cincuenta millones de células por segundo y su cuerpo solo tiene capacidad para sustituir treinta millones.

Poco sabemos sobre el modo de retrasar este proceso. Por un lado, envejecer supone perder la capacidad para sustituir las células muertas por otras nuevas. Por otro, conlleva la oxidación del organismo y la acción de los radicales libres. En el mejor de los casos, estos desencadenan el envejecimiento y, en el peor, enfermedades graves como el cáncer, la arteriosclerosis u otras afecciones degenerativas como el alzhéimer.

Es por este motivo que una parte de la investigación científica actual ha destacado los beneficios de los alimentos antioxidantes. Hay expertos que incluso los consideran el descubrimiento definitivo para recuperar la juventud, puesto que son capaces de contrarrestar los radicales libres y, por tanto, de frenar el proceso de envejecimiento. Una dieta antioxidante contribuye a aumentar nuestra protección frente a los radicales libres y se ha demostrado que mejora los biomarcadores del proceso de oxidación.

Alimentos ricos en antioxidantes

GRUPO COLOR ROJO

• **YOGUR**: rico en bacterias que ayudan a mantener la salud intestinal.
• **PESCADO AZUL**: rico en ácidos grasos omega-3, que favorecen la fluidez de la sangre y resultan beneficiosos contra los dolores articulares.
• **OSTRAS**: contienen una gran cantidad de zinc. Estimulan el sistema inmunitario y el reproductor.
• **LEGUMBRES**: son ricas en fibra y reducen el colesterol.

GRUPO COLOR VERDE

• **COL**, **COLIFLOR**, **BRÉCOL**, **COLES DE BRUSELAS**, etc.: son ricos en glucosinolatos y sulfolanos, que son los responsables del olor a azufre que desprenden la coles cuando se cuecen. Todos los derivados de la col son recomendables para proteger nuestro cuerpo contra el cáncer.
• **AJO** y **CEBOLLA**: presentan compuestos sulforosos que se encargan de estimular el sistema inmunitario y también protegen contra el cáncer y las enfermedades cardiovasculares.

GRUPO COLOR AMARILLO

• **ZANAHORIA**: contiene betacarotenos, que se encargan de destruir los radicales libres.
• **CÍTRICOS**: como el kiwi, son ricos en vitamina C y refuerzan el sistema inmunitario.
• **CEREALES INTEGRALES**: son ricos en fibra y favorecen la reducción de los niveles de colesterol.
• **GERMEN DE TRIGO**: presenta una gran cantidad de vitamina E. Es antioxidante y disminuye la incidencia de enfermedades cardiovasculares.

GRUPO COLOR MARRÓN

• **ACEITE DE OLIVA VIRGEN**: es rico en ácidos grasos insaturados (ácido oleico), que se encargan de regular los niveles de colesterol en la sangre.
• **AGUACATES**: aportan ácidos grasos insaturados (sobre todo ácido oleico). Estos ayudan a reducir los niveles de colesterol y garantizan la buena salud de la piel. Aportan asimismo mucha vitamina E.
• **NUECES**: tienen una gran cantidad de selenio. Disminuyen la incidencia del cáncer, son cardiosaludables y ayudan a reducir los niveles de colesterol sanguíneo.

GRUPO COLOR AZUL

• **VINO TINTO**: es rico en flavonoides, que disminuyen el riesgo de padecer enfermedades cardiovasculares.

La juventud está en el interior

Rejuvenecer no es tanto un proceso externo, sino uno cuya raíz se localiza en el sistema metabólico, es decir, en nuestro organismo. Es cierto que a partir de los veinticinco o treinta años constatamos las primeras señales de envejecimiento con una pérdida de elasticidad de la piel. Esta se reseca, cambia de textura y aparecen las primeras arrugas, las manchas o las pequeñas venas varicosas (cuperosis). Nos hacemos mayores y, pese a que es un fenómeno irreversible, lo cierto es que en él intervienen muchos factores que lo convierten en más o menos intenso. Los hábitos, desde la exposición al sol hasta nuestro estilo de vida, son en gran medida responsables de una apariencia más o menos juvenil. Y, por supuesto, la dieta juega un papel fundamental en la lucha contra el tiempo.

En consecuencia, favorecer el rejuvenecimiento consiste en llevar a cabo un plan de ataque contra múltiples frentes. Comencemos por el interior, es decir, por cómo cuidamos y respetamos nuestro organismo a través de la nutrición. Es cierto que a medida que envejecemos perdemos la capacidad enzimática para poder llevar a cabo la digestión de una forma óptima. Dado que el 80 % de la energía la obtenemos precisamente del proceso digestivo, este es uno de los primeros aspectos que debemos cuidar. La solución pasa por ingerir alimentos crudos ricos en enzimas (verduras y frutas, en especial las de los grupos de color verde y amarillo), que conviene incluir en nuestra dieta en una proporción de como mínimo el 75 %, y por la eliminación regular de toxinas.

Hay que saber...

¿Qué son las enzimas?

Las enzimas son las proteínas encargadas de que se produzcan las reacciones químicas en nuestro organismo, o de que estas tengan lugar con mayor rapidez. Dicho de otra forma: son como la mano de obra que activa nuestro cuerpo; sin su presencia, el cuerpo enferma e incluso puede morir.

Una de las funciones básicas donde intervienen es en la transformación de la comida en energía y en el desbloqueo de esta a fin de que el organismo pueda utilizarla. También reparan y reactivan el resto de los sistemas del cuerpo y regulan el metabolismo. Todos nacemos con un reservorio finito de enzimas y las obtenemos de los alimentos crudos, no procesados y no oxidados.

Para hacer una «limpieza» periódica de estas toxinas tenemos que purificar el organismo, es decir, limpiar el intestino grueso, una medida altamente recomendable. Pensemos en ese órgano como en una especie de filtro de toxinas que necesita mantenimiento. Determinados estudios calculan que el 80 % de las enfermedades se inician en el intestino grueso. Esto se debe a que la comida que no se digiere bien puede sufrir un proceso de putrefacción en esta parte del tubo digestivo y soltar subproductos y gases tóxicos perjudiciales para nuestro organismo.

La piel delatora

La presencia de toxinas en el cuerpo y la acción de los radicales libres se manifiesta rápidamente en la piel. La tersura y elasticidad de nuestra piel o, por el contrario, la ausencia de estas cualidades constituyen una clara señal sobre cómo le afectan a nuestro organismo el paso del tiempo y el estilo de vida.

Existe un test sencillo que determina el nivel de juventud que delata nuestra piel: pellizcaremos durante cinco segundos la piel situada entre el dedo índice y el pulgar. A continuación, la soltaremos y cuanto más tarde en recuperar su forma original, más envejecida estará. Se trata de una prueba de elasticidad que mide la hidratación natural y el grado de rigidez de la dermis de forma muy simple.

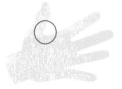

**1-2 segundos: menos de 30 años
3-4 segundos: entre 34 y 44 años
5-9 segundos: entre 45 y 59 años
10-15 segundos: más de 60 años
35-55 segundos: más de 70 años**

La edad del estómago

Seguro que recordamos que en nuestra juventud comíamos alimentos más pesados o más picantes sin que apenas nos afectasen. Sin embargo, a medida que nos hacemos mayores, sufrimos los prime-ros problemas digestivos: acidez, pesadez, ardor, etc. Este «estómago más delicado» es la señal evidente de que ya no disponemos de tantas enzimas para poder digerir los alimentos menos saludables. Por otra parte, con la edad, el metabolismo se ralentiza y nuestro organismo, que se desgasta con más celeridad, necesita hacer un sobreesfuerzo.

Distintos estudios han señalado una relación directa entre la inciden-cia de enfermedades como el cáncer, la diabetes, la artritis o la insu-ficiencia cardíaca y el tipo de dieta que ha seguido una persona a lo largo de su vida. Dicho de otra forma, muchas patologías degene-rativas son consecuencia de nuestro pasado nutricional o están ínti-mamente relacionadas con él. Dependiendo de cómo nos hayamos alimentado, así nos sentiremos en el futuro.

Al envejecer nos resulta más difícil adquirir o digerir los nutrientes de los alimentos.

Así pues, si convertimos la nutrición en el primer escudo frente al en-vejecimiento y la enfermedad, debemos ser conscientes y selectivos con los alimentos que ingerimos. Consumir productos de temporada y de proximidad garantiza a priori que los alimentos han sufrido una oxidación menor (contendrán más enzimas).

Por otra parte, hay que tener en cuenta que cada población ha ido evolu-cionando y adaptándose a los recursos naturales de su entorno. Una die-ta se configura según los alimentos que se encuentran a nuestro alcance y las costumbres de cada comunidad (no hay que olvidar que la comida es un acto social y atávico). De modo que el consumo de productos como el aceite de oliva en los pueblos del Mediterráneo es tan consustancial como el de algas y arroz en las regiones asiáticas. Así pues, consumir los productos que constituyen nuestra dieta nos ayudará, entre otras cosas, a prevenir enfermedades cardiovasculares, el cáncer, etc.

TRASTORNOS DIGESTIVOS FRECUENTES

Acidez/ardor	Diarrea	Náuseas
Hinchazón	Vómitos	Flatulencias
Pesadez	Estreñimiento	Eructos
Tránsito lento	Indigestión	Dolor abdominal

DIEZ CONSEJOS BÁSICOS PARA CUIDAR DEL APARATO DIGESTIVO CUANDO NOS HACEMOS MAYORES (Y A CUALQUIER EDAD):

1

Comer solo cuando realmente tengamos apetito.
También es recomendable realizar de vez en cuando ayunos
controlados a base de tisanas o zumos de fruta.

2

**Dejar de comer antes de llegar a tener la sensación
de encontrarnos «llenos».**
Comer moderadamente y sin prisas.

3

**Disfrutar comiendo. Valorar el olor, el color y el sabor
de cada alimento.**
No abusar de las grasas y los fritos.

4

Masticar BIEN los alimentos.
Formar una «papilla» en la boca y salivar bien antes de tragar
cualquier alimento.

5

Construir combinaciones alimentarias
que ayuden a digerir bien.

Ingerir los alimentos que nos sienten mejor y combinar uno
poco calórico (vegetales) con otro más energético (proteínas,
cereales, etc.), siguiendo la pauta de la dieta de los colores.

6

Consumir sopas y caldos en primavera y otoño.
Gazpachos y sopas frías de ajo y almendra en verano.

Incorporar a nuestra dieta caldos de verduras durante
todo el año.

7

Compota de manzana.

Con un poco de limón para aliviar molestias digestivas.
En caso de diarrea se recomienda la manzana rallada.

8

Infusiones.

Es conveniente variar, según el momento del día,
de la estación del año y de cómo nos encontremos:
orégano, tomillo, poleo, hierbaluisa, manzanilla.

9

Pan y arroz integrales.

Aportan vitaminas del grupo B y fibra, que contribuyen a
reforzar el sistema nervioso y a mejorar la función intestinal.

10

Probióticos.

Favorecen el desarrollo de las bacterias intestinales
beneficiosas, como los productos lácteos fermentados
(yogur, kéfir, etc.) y el chucrut.

Los problemas digestivos más comunes se suelen solucionar adoptando hábitos de vida más saludables. Uno de los más corrientes es el estreñimiento, que acostumbra a ser consecuencia de una dieta pobre en fibra. La sintomatología que lo acompaña puede incluir: incomodidad, sensación de malestar en el bajo vientre, falta de apetito o dolor de cabeza. El problema se agrava con el estrés.

El tratamiento contra el estreñimiento incluye:

• Dieta rica en fibra:
  - Salvado de avena o de trigo
  - Legumbres
  - Arroz, pasta y pan integrales
  - Kiwis (2 al día)
  - Ciruelas pasas (2 o 4 al día)
• Laxantes mecánicos: actúan absorbiendo agua y aumentando el volumen de las heces:
  - Semillas de lino
  - Semillas de zaragatona (*Plantago psilium*)
  - Semillas de llantén (*Plantago major*)
  - Semillas de ispágula (*Plantago ovata*)
• Laxantes irritativos; es preferible utilizarlos de forma puntual:
  - Frángula (*Frangula alnus*)
  - Cáscara sagrada (*Rhamnus purshiana*)
  - Hojas de sen (*Cassia angustifolia*)
• Beber mucho líquido: agua, infusiones, caldos, sopas, purés, etc.
• Ingerir repobladores de la flora bacteriana intestinal.

Llevar una dieta inadecuada a una edad avanzada es el pasaporte para sufrir patologías relacionadas con la circulación de la sangre, el estreñimiento, las úlceras, la artritis, etc.

El estrés acumulativo

Cuando hablamos de nutrición no solo nos referimos a lo que comemos, sino también al estilo de vida, los hábitos (alcohol, drogas o ingesta de grasas), la depuración del organismo (controlando el equilibrio de la flora intestinal y la evacuación regular), etc.

Los enemigos más comunes del sistema inmunológico son las toxinas, la contaminación, la radiación y el estrés crónico, además de los virus, las bacterias, etc. En cuanto al estrés, este constituía una respuesta natural del organismo, hasta que lo hemos convertido en un estado perenne del estilo de vida actual. Conlleva la segregación de adrenalina, lo que a su vez estimula el corazón, aumenta la tensión arterial y produce azúcar en la sangre. Todo este desencadenante químico es una estrategia natural para que los animales respondan con celeridad ante una amenaza de muerte si un depredador los acecha, por ejemplo. En el ser humano, sin embargo, existen estudios que recogen que esta segregación de adrenalina tiene lugar en situaciones muy distintas a lo largo del día bajo la influencia de la ansiedad, la irritación o la tensión nerviosa, con la consiguiente e innecesaria hipertensión. En otras palabras, el abuso de un sistema natural de defensa acaba perjudicando la salud.

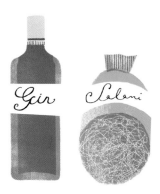

Son fáciles de imaginar los efectos acumulativos de unos hábitos de vida incorrectos como el estrés: una dieta pobre formada sobre todo por alimentos procesados o modificados genéticamente, las toxinas ambientales y las tendencias genéticas propias de cada individuo. Al llegar a cierta edad, todos estos factores se traducen en un envejecimiento prematuro y, en el peor de los casos, en enfermedades, cuya causa es fundamentalmente un organismo debilitado.

¿Podemos frenar o retrasar los estragos de la edad? Lo hemos comentado ya: envejecer es un proceso que depende de múltiples factores y, entre los principales, se sitúa nuestra nutrición. Si la cuidamos, la recompensa inmediata será un organismo rejuvenecido y saludable, y esto es algo que se refleja en nuestro aspecto externo. No es de extrañar que nos encontremos con personas que parecen más jóvenes de lo que en realidad son y, lo más importante, que su interior mantiene la misma juventud.

¿Alimentos para ser «más jóvenes»?

A medida que nos vamos haciendo mayores, nuestra dieta debe combinar los elementos que puedan cuidar nuestra salud por dentro y por fuera. Si nos centramos en el exterior, en el caso de que se pudiera elaborar un elixir de la eterna juventud, su principal componente sería la enzima proteasa. Esta es la responsable de que la piel sea elástica, ya que se ocupa de todo el sistema circulatorio, y teniendo en cuenta que esta es el mayor órgano de nuestro cuerpo, constituye también la mayor beneficiaria de que el oxígeno y los nutrientes necesarios se distribuyan bien. Los efectos son inmediatos: una piel radiante, firme y elástica, suave y, en consecuencia, una edad biológica más joven.

La proteasa se encuentra de forma natural en muchos alimentos, entre los que destacan los cereales integrales y algunas frutas como la piña y la papaya, que deberían ocupar un lugar privilegiado en nuestra dieta por sus innumerables propiedades.

Hay que saber...

Piña y papaya, fuentes de energía

Son dos frutas poco calóricas pero con extraordinarias propiedades enzimáticas. La papaya es la fuente natural de papaína y es capaz de digerir doscientas veces su peso en proteína, además de regular el tránsito intestinal (actúa como un laxante suave) y activar cicatrizaciones externas e internas (úlceras gástricas).

La piña, por su parte, contiene bromelina o bromelaína, una enzima también poderosa para la transformación de las proteínas. Por ello, resulta aconsejable para las personas con digestiones lentas, pesadez de estómago o atonía gástrica.

Además de por la cuestión de la piel, nuestra dieta debería ser rica en calcio. A partir de los cuarenta años tenemos que empezar a pensar en prevenir la osteoporosis e ir con mucho cuidado con la ingesta de grasas (grupo de color marrón), ya que el metabolismo empieza a ser más lento.

INGESTA RECOMENDADA DE CALCIO
(según la Fundación Española del Corazón)

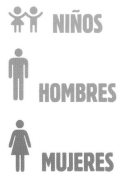

NIÑOS	De 6 meses a 3 años	400 mg/día
	De 4 a 6 años	450 mg/día
	De 7 a 10 años	550 mg/día
HOMBRES	De 11 a 17 años	1.000 mg/día
	A partir de los 18 años	700 mg/día
MUJERES	De 11 a 17 años	800 mg/día
	A partir de los 18 años	700 mg/día
	Durante el embarazo	700 mg/día
	Lactancia	1.200 mg/día

Además de ingerir calcio, debemos asegurarnos de que nuestro organismo lo absorbe correctamente. La vitamina D, las proteínas, el alcohol y el sodio influyen en su eliminación o absorción.

Por ejemplo, los alimentos más habituales con una presencia importante de calcio son:

• **LÁCTEOS** y **DERIVADOS**: leche de vaca, yogures, queso, etc. (grupo de color rojo).
• **PESCADO**: lenguado, salmón, sardinas, boquerones, etc. (grupo de color rojo).
• **VERDURAS**: acelgas, espinacas, cebolla, brécol, etc. (grupo de color verde).
• **LEGUMBRES**: garbanzos, lentejas, etc. (grupo de color rojo).
• **YEMA DE HUEVO** (grupo de color rojo).
• **FRUTOS SECOS** (grupo de color marrón).

OTRAS FUENTES DE CALCIO Y CONTENIDO
por cada 100 g

Semillas de amapola	1.000 mg
Sésamo	800 mg
Chía	630 mg
Almendras	250 mg
Avellanas	210 mg
Higos secos	190 mg
Pasas	100 mg
Nueces	80 mg

Propuesta de dieta a partir de los 40 años

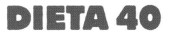

DIETA 40

MUJERES

DESAYUNO	CAFÉ CON LECHE DESNATADA 125 ml 1/2 ración	1 KIWI		
ALMUERZO	REBANADA DE PAN INTEGRAL 50 g	ACEITE DE OLIVA 1 cucharada sopera		
COMIDA	1 TAZA DE CALDO VEGETAL	VERDURA AL VAPOR	PESCADO BLANCO AL HORNO 150 g	1 YOGUR DESNATADO 1/2 ración
MERIENDA	TOMATES CEREZA	3 ALMENDRAS		
CENA	ESPÁRRAGOS	BISTEC A LA PLANCHA 100 g	ARROZ INTEGRAL 60 g	CHORRITO DE ACEITE MANZANILLA

DIETA 40

HOMBRES

DESAYUNO	CAFÉ CON LECHE DESNATADA 125 ml 1/2 ración	REBANADA DE PAN INTEGRAL 50 g	ACEITE 1 cucharada sopera	QUESO FRESCO 0% 60 g
ALMUERZO	1 KIWI			
COMIDA	ARROZ 60 g CALDO VEGETAL	BISTEC A LA PLANCHA 100 g	ACEITE 1 cucharada sopera	1 YOGUR DESNATADO 1/2 ración
MERIENDA	3 HIGOS SECOS			
CENA	ENSALADA VERDE	6 ACEITUNAS	SALMÓN A LA PLANCHA 150 g	1 MANZANA

Y ¿por qué no... más «guapos»?

Ya hemos visto que una alimentación saludable tiene múltiples beneficios en nuestro interior y también en el exterior. Al rejuvenecimiento que nos aportan la dieta de los colores y unos hábitos de vida adecuados, podemos añadirle la acción de unos suplementos, que tendrán un efecto sobre nuestra belleza. Y es que de una correcta ingesta de nutrientes sale la energía que procesamos para nuestro día a día y también para tener una piel y un pelo más brillantes. En este sentido, en nuestra lucha contra los radicales libres encontramos aliados como los suplementos dietéticos. Los principales son los siguientes:

• **COENZIMA Q10**. Esta molécula actúa como un potente antioxidante liposoluble que sintetiza el hígado. La encontramos de forma natural en el pescado azul, la casquería, los cereales integrales, el germen de trigo, los aceites vegetales, la soja, etc.

• **ÁCIDO HIALURÓNICO**. Es un componente natural del organismo que se encuentra en los espacios que quedan entre las células que forman los tejidos. Proporciona una gran hidratación a la piel y consigue un efecto antiarrugas. Las fuentes naturales son los alimentos ricos en almidón (como la patata) y en carbohidratos y gelatina, como la papaya, el mango y el aguacate.

• **COLÁGENO**. Resulta una inestimable ayuda para mantener la piel flexible y elástica, a la vez que proporciona nutrientes a las articulaciones. Puede obtenerse de la carne del pescado, si bien está más presente en su piel y en las espinas. Otras fuentes son las gelatinas utilizadas para la elaboración de postres, los caldos de carne o pescado y otros platos de la cocina tradicional en los que el componente principal son los cartílagos (pies de cerdo, por ejemplo) o la casquería.

• **ACEITE DE ONAGRA**. Un excelente recurso para la hidratación y la elasticidad de la piel. Se encuentra en aceites vegetales como el de girasol, además de la uva, los lácteos, las grasas animales, las semillas y los frutos secos.

• **OMEGA-3**. Protege también contra la deshidratación de la piel y evita la pérdida de agua. También actúa como un agente antiinflamatorio. Son fuentes de este ácido: el pescado azul (salmón, atún, boquerón, caballa, sardina y anchoa), las nueces, la soja y el germen de trigo.

• **ALOE VERA**. Uno de los mejores suplementos rejuvenecedores, dado que aumenta la producción de las células fibroplásticas que se encuentran en la dermis, las responsables de la formación del colágeno, y aporta proteínas para mantener la piel lisa y flexible.

Gracias al aloe vera se acelera la formación del colágeno, que reduce las arrugas existentes y retrasa la aparición de nuevas.

• **VITAMINA C**. Participa en la síntesis del colágeno y contribuye a formar la estructura de la piel y las articulaciones. Encontramos buenas fuentes de vitamina C en las frutas ácidas como el limón, la naranja y el kiwi, además de las verduras.

• **VITAMINA E**. Resulta esencial para el cuidado de la piel y la ayuda a mantenerse sana y joven. Posee una particular acción regeneradora sobre el cutis. Son alimentos ricos en vitamina E: el germen de trigo, los aceites de primera presión en frío, los frutos secos y las semillas oleaginosas.

• **BETACAROTENO**. Por un lado protege la piel contra el exceso de radicales libres y por otro favorece el bronceado (es el protector solar interno por excelencia). Lo encontramos principalmente en las hortalizas de color naranja, como las zanahorias y la calabaza. Es asimismo un componente abundante en verduras como el brécol, y se encuentra también en el polen.

• **ZINC** y **SELENIO**. Son dos microminerales indispensables para la belleza de la piel, las uñas y el pelo.

Otro alimento básico para nuestra lucha contra el paso del tiempo es el yogur. No se encuentra en forma de suplemento, pero lo situamos en este apartado porque también actúa como un aliado de la belleza física. Estimula las secreciones digestivas, garantiza una buena digestión y favorece una elevada retención de proteínas y minerales, como el calcio o el hierro. Además, durante su fermentación se producen unos compuestos con actividad vitamínica o antibiótica que resultan beneficiosos para el organismo. Por último, estimula el crecimiento de las bifidobacterias y aumenta las defensas inmunitarias.

8

LA DIETA DE LOS COLORES Y EL EJERCICIO FÍSICO
—
Consejos (imprescindibles) para aumentar la actividad física

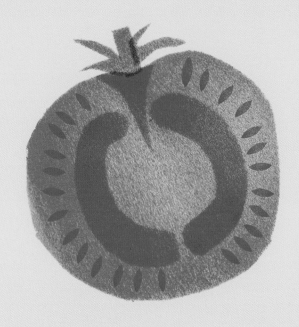

Al exponer la dieta de los colores nos hemos centrado en lo que comemos, en cómo lo hacemos, en nuestra predisposición física hacia determinados elementos en detrimento de otros y en la relación anímica que establecemos con la comida. Pero una dieta nunca será eficaz si no le añadimos un elemento más: el hábito del ejercicio físico. El sobrepeso y el problema de la obesidad no dependen solo de una ingesta de alimentos que exceda nuestras necesidades, sino que son el resultado de la suma de distintos factores. Por ello, para incidir sobre cada uno y garantizar el mantenimiento de la pérdida de peso deberemos:

• Reorganizar nuestra alimentación siguiendo la pauta de raciones y grupos de colores de alimentos de la dieta de los colores.
• Observar la higiene mental durante el proceso: reducir la ansiedad, el estrés, etc.
• Realizar un programa de ejercicio físico diseñado según la persona.

En general, practicar deporte nos hace consumir más calorías, es decir, conseguimos que nuestro metabolismo trabaje más. Después de un ejercicio prolongado, la recuperación puede durar hasta doce horas, y durante este período aún se continúan quemando calorías.

El ejercicio ayuda también a mantener estable el nivel de azúcar en la sangre. Gracias a la insulina, los azúcares de esta pasan al músculo y solo se almacena en forma de grasa la cantidad sobrante. Así, cuanta mayor masa muscular poseamos, menos grasas almacenaremos. Por otra parte, el ejercicio aeróbico disminuye los niveles de insulina y provoca un aumento de la producción de glucagón, una hormona que libera el azúcar del hígado y lo dirige hasta el torrente sanguíneo.

Asimismo, el ejercicio provoca una dilatación de los vasos sanguíneos y, como consecuencia, una mayor cantidad de oxígeno pasa a los músculos. Esto es bueno porque sin él los músculos no podrían utilizar la grasa almacenada como fuente de energía. De modo que gracias al ejercicio físico no almacenamos tanta grasa.

Grasa a cambio de músculo

A partir de los treinta años, empieza a descender la secreción de la hormona del crecimiento. Ello implica una pérdida de medio kilo de músculo cada año, que se sustituye por medio kilo de grasa. Si no hacemos ejercicio para potenciar la masa muscular, cuando cumplamos los cuarenta habremos perdido 5 kilos de músculo, y a los cincuenta, 10. Un kilo de músculo quema 46 calorías, mientras que uno de grasa solo quema 2. De manera que, si seguimos comiendo igual, tanto en cantidad como en calidad, empezaremos a acumular grasa. La práctica de ejercicio estimula la producción de más hormona del crecimiento, que está relacionada con la formación de masa muscular, y, por lo tanto, evita el envejecimiento prematuro, motivo por el cual se utiliza en la elaboración de tratamientos *antiaging* para prolongar la juventud.

Volviendo al ejercicio aeróbico y siguiendo con el tema de la hormona del crecimiento, este tipo de práctica casi dobla la producción de esta hormona, mientras que el ejercicio físico intenso lo hace entre tres y cuatro veces. Lo mejor es alternar ambos tipos de ejercicio, el aeróbico y el anaeróbico, para conseguir el máximo beneficio.

La práctica regular y moderada de ejercicio físico ayuda a mejorar el estado de ánimo y los estados de depresión, pues hace que se segreguen más endorfinas (llamadas también «hormonas de la felicidad»). Y es que en la base de nuestro cerebro se encuentra una pequeña glándula, denominada «hipófisis», que se estimula con la práctica del ejercicio (así como con la risa, al escuchar música, al hacer el amor, etc.) y es la encargada de segregar estas moléculas capaces de actuar a escala cerebral y producir experiencias subjetivas, es decir, sensaciones intensas como la disminución de la ansiedad y el aumento del bienestar.

Tampoco hay que olvidar que ayuda a prevenir la osteoporosis al movilizar el calcio y, por supuesto, a reducir los niveles de colesterol. Distintos estudios han permitido comprobar que tanto el entrenamiento con pesas como el ejercicio aeróbico disminuyen los niveles de colesterol malo (LDL) y las grasas del organismo, a la vez que aumentan la fuerza muscular y mejoran el equilibrio.

Cuando escogemos una actividad física es importante optar por algo que realmente nos apetezca y que nos sintamos capaces de mantener.

¿Es imprescindible el ejercicio físico?

En principio, todos podemos practicarlo, aunque debemos tener en cuenta nuestro estado de salud. En este sentido, lo que sí es imprescindible es someterse a un exhaustivo examen médico que incluya un estudio cardiorrespiratorio para valorar la capacidad de llevar a cabo un ejercicio constante y determinar al mismo tiempo qué tipo de gimnasia será la más adecuada.

Cuando hay una obesidad muy grave o mórbida (en las cuales el IMC sea superior a 40) resulta muy difícil llevar a cabo según que prácticas, lo que puede aumentar la sensación de angustia. En estos casos, lo más adecuado es caminar o pasear como mínimo una hora diaria o bien practicar natación u otro tipo de gimnasia acuática, siempre bajo la supervisión de un profesional. A medida que se baje de peso, el programa de ejercicios puede ser cada vez más completo.

RECOMENDACIONES IMPORTANTES ANTES DE INICIAR UN PROGRAMA DE ACTIVIDAD FÍSICA

• Escogeremos una actividad que se adapte a nuestras preferencias y posibilidades. Tiene que divertirnos y la programaremos dentro de nuestro horario habitual. Si no nos gustan los deportes individuales, mejor buscar uno de equipo.

• Hay que empezar poco a poco y progresar de forma gradual, tanto en intensidad como en duración, para que el cuerpo se vaya adaptando al nuevo esfuerzo.

• Dedicaremos unos minutos al principio y al final a unos ejercicios de calentamiento y de relajación. Así cuidaremos nuestra musculatura.

• Si en cualquier momento sentimos náuseas, que la respiración se nos acelera demasiado o algún pinchazo en el corazón, lo mejor es bajar el ritmo hasta que se desacelere el pulso y relajarnos un rato.

• Al principio es normal sentir molestias musculares; se nota un alivio de estas cuando volvemos al estado de reposo y nuestro cuerpo se acostumbra al ejercicio. No obstante, si perduran significa que no estamos haciendo bien alguno de los ejercicios.

• Es importante escoger un buen calzado, puesto que, sobre todo al principio, el esfuerzo lo soportan los pies, los tobillos y las rodillas.

• Insistimos: es imprescindible pasar una revisión médica antes de iniciar la actividad, sobre todo si tenemos antecedentes familiares de enfermedades cardíacas, metabólicas, hipertensión arterial, etc.

El ejercicio aeróbico estimula la secreción de endorfinas. Estas son las hormonas que mejoran el estado de ánimo.

BENEFICIOS DEL EJERCICIO FÍSICO

• Junto con la dieta y, si hiciera falta, el apoyo psicológico, resulta útil para evitar la recuperación del peso perdido.

• Disminuye los niveles de insulina en la sangre. Ya hemos dicho que esta se conoce como la hormona que almacena grasa y es primordial para reducir el azúcar de la sangre, ya que convierte la glucosa en glucógeno y este se almacena en el hígado y el músculo. Si la glucosa en la sangre aumenta con excesiva rapidez, no puede almacenarse toda en forma de glucógeno y entonces se convierte en grasa. Por desgracia, esta se acumula en los muslos, las caderas y las nalgas. Esta situación se produce también en dietas con exceso de hidratos de carbono o con un bajo contenido de proteínas.

• Regula los niveles de colesterol en sangre.
• Reduce la hipertensión.
• Contribuye a mejorar la autoestima y la percepción de la imagen corporal.
• Ayuda a mantener el tono muscular, que disminuye con el adelgazamiento, aparte de reducir la grasa y la retención de líquidos.

Y, además:

• Mejora la capacidad pulmonar.
• Tonifica el sistema circulatorio.
• Disminuye el riesgo de padecer diabetes en la edad adulta.
• Favorece la renovación celular.
• Reduce el nivel de ansiedad, pues ayuda a controlar el apetito.
• Mejora la postura.

Hay que saber...

Mejor un ejercicio físico aeróbico

El ejercicio físico aeróbico es el que se realiza sin hacer movimientos excesivamente bruscos o intensos. Entre los más adecuados se encuentran la natación, la bicicleta o el golf practicados de forma moderada, y algo tan sencillo como caminar.

Otros deportes como el fútbol, el tenis o el baloncesto no resultan tan aconsejables, pues se llevan a cabo de una forma más «violenta». Para una persona que no práctica deporte con regularidad, someter a su organismo a un sobreesfuerzo inadecuado de una forma repentina podría tener consecuencias fatales en su salud, ya que aumentaría su consumo cardíaco y la presión arterial, y esto podría provocarle un infarto de miocardio o alguna lesión articular, por ejemplo, en las rodillas, la columna vertebral, etc.

Una vez que se haya optado por un deporte, el ejercicio físico ha de practicarse entre cinco y siete veces por semana manteniendo un ritmo constante.

Consejos para practicar ejercicio de forma eficaz

Adelgazar caminando

Si optamos por los paseos, deberemos prestar atención a la colocación del cuerpo. Pondremos los pies en paralelo y moveremos los brazos con cada paso que demos: adelantaremos el brazo izquierdo y la pierna derecha y viceversa. El balanceo de los brazos, que se lleva a cabo a la misma velocidad que el desplazamiento de las piernas, nos ayuda a mantener el equilibrio y a avanzar. Las manos no deben sobrepasar la línea media del cuerpo y es preciso mantener la cabeza elevada y en equilibrio mientras se lleva un paso regular.

La duración del ejercicio depende de la intensidad. Si hemos decidido andar, tendremos que hacerlo durante más tiempo que si hubiéramos escogido otro ejercicio más intenso, como por ejemplo la bicicleta.

Dedicar de veinte a sesenta minutos a cada sesión

Por término medio, se considera que los ejercicios físicos como correr, el ciclismo o la natación exigen una media hora seguida para conseguir un consumo de energía de 300 kilocalorías.

Se calcula que si se practica deporte un mínimo de cuatro veces por semana, con una duración por sesión de cuarenta y cinco minutos y en las que se consume unas 300 kilocalorías en cada una, se pierde grasa de forma efectiva. Al contrario, si se llevan a cabo dos sesiones de ejercicios semanales con la misma duración, no se controla la dieta.

Aliar la dieta y el ejercicio

Es posible que después de cuatro o cinco meses de ejercicio ya no se pierda más peso. En ese momento sería aconsejable cambiar el tipo de actividad física realizada hasta el momento. Ahora bien, si se combinan los ejercicios con la dieta, la pérdida de peso se mantiene más allá de este período. Es muy importante seguir la dieta y el ejercicio físico adecuados para cada persona con el fin de conseguir la disminución y el mantenimiento de peso de forma saludable.

Apostar por la práctica de calidad

Para adelgazar haciendo ejercicio es preciso valorar la distancia recorrida y no la velocidad con la que se lleva a cabo. Tenemos que sentirnos cómodos mientras hacemos ejercicio sin llegar a notar que hacemos un esfuerzo máximo. Los períodos breves de elevado consumo energético cansan mucho antes de que se consiga consumir una gran cantidad de calorías, de forma que son poco eficaces para perder peso. En otras palabras: la cantidad de calorías que se consumen al recorrer un kilómetro es la misma, independientemente del tiempo que invirtamos en el recorrido, ya sean quince minutos o una hora. Eso sí, una persona con sobrepeso consume más calorías al recorrer este kilómetro que una más delgada.

Ser paciente

Perder grasa haciendo dieta y ejercicio físico es un proceso lento. Ahora bien, la combinación de un régimen hipocalórico y un aumento de la actividad física es una apuesta segura para la salud y el bienestar.

Pirámide del ejercicio físico en adultos

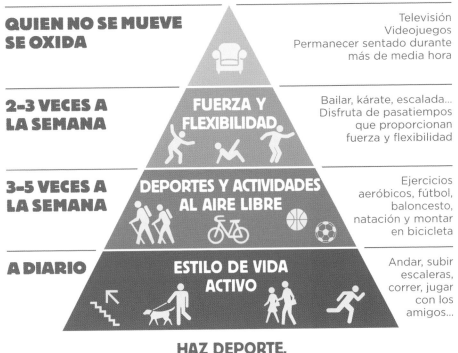

INACTIVIDAD

QUIEN NO SE MUEVE SE OXIDA

Televisión
Videojuegos
Permanecer sentado durante
más de media hora

2-3 VECES A LA SEMANA

FUERZA Y FLEXIBILIDAD

Bailar, kárate, escalada...
Disfruta de pasatiempos
que proporcionan
fuerza y flexibilidad

3-5 VECES A LA SEMANA

DEPORTES Y ACTIVIDADES AL AIRE LIBRE

Ejercicios
aeróbicos, fútbol,
baloncesto,
natación y montar
en bicicleta

A DIARIO

ESTILO DE VIDA ACTIVO

Andar, subir
escaleras,
correr, jugar
con los
amigos...

**HAZ DEPORTE.
HIDRÁTATE Y DISFRUTA.**

1 kilogramo de grasa corporal equivale a 7.500 calorías

Tipo de ejercicio físico

La pauta más conveniente sería una combinación de los tres tipos:

Ejercicios aeróbicos

Se aconseja realizarlos durante veinticinco minutos y por la mañana, puesto que así se elevan los niveles hormonales y se mantiene un equilibrio metabólico durante el día. Esto ayuda a quemar más calorías y, en consecuencia, más grasa corporal.

Ejercicios de estiramiento *(stretching)*

Con la edad, las articulaciones tienden a anquilosarse y hace falta un mayor esfuerzo muscular para poder llevar a cabo los movimientos del cuerpo. Con estos ejercicios de estiramiento mejoramos la flexibilidad general.

Ejercicios de resistencia

Permiten desarrollar una mejor masa muscular en el cuerpo. También estimulan y mantienen la secreción hormonal y refuerzan la densidad ósea. Cuanto más músculo se tenga, más calorías se queman y más fácil es mantener la composición corporal.

La pauta ideal, dependiendo de la edad y el estado físico de cada persona, serían cuarenta minutos diarios de ejercicio físico repartidos de la siguiente forma:

• 20 minutos de ejercicios aeróbicos (bicicleta, saltar, caminar, etc.).
• 10 minutos de estiramientos.
• 10 minutos de ejercicios de musculación (con pesas, por ejemplo).

En caso de no poder hacerlo cada día, se aconseja que al menos se lleven a cabo los cuarenta minutos de ejercicio entre dos y tres veces por semana.

Hay que saber...

Tres formas «de acelerar» nuestro metabolismo

El metabolismo es el conjunto de reacciones bioquímicas que tienen lugar en nuestro cuerpo. Si ingerimos más energía de la que gastamos, aumentaremos de peso, y, por el contrario, si consumimos más energía de la que gastamos, perderemos peso.

Si reducimos la entrada de energía, bajaremos automáticamente el consumo (la «salida») de energía y viceversa. El período de tiempo que transcurre entre la entrada y la salida de la energía varía entre una persona y otra. En otras palabras, es lo que marca la diferencia entre un metabolismo más rápido o más lento.

Para «acelerar» nuestro metabolismo podemos recurrir a tres estrategias:

1. Practicar ejercicio físico. Hacer deporte acelera el metabolismo, no solo en el momento en que se practica, sino también un tiempo después. Cuanto más intenso sea el ejercicio realizado, más durará el efecto acelerador del metabolismo (hasta seis horas más tarde).

2. Desarrollar la musculatura. Ya que el músculo posee irrigación sanguínea, la capacidad de metabolismo es mayor que en el tejido adiposo. Así pues, si desarrollamos nuestra musculatura, aceleramos el metabolismo, y esto representa un mayor consumo de energía.

3. Cinco comidas al día. Es aconsejable comer cada dos o tres horas, es decir, hacer las tres comidas principales y dos piscolabis, uno a media mañana y otro a media tarde. De esta forma se acumula menos grasa. Si ingerimos alimentos con más frecuencia aunque con tomas más reducidas en cantidad, el metabolismo energético se acelera más que si solo hiciéramos dos comidas al día. Por fin, cabe recordar que mientras dormimos, el metabolismo se ralentiza. Así pues, se aconseja no comer nada entre dos y tres horas antes de dormir.

Guía gráfica de ejercicios físicos

EJERCICIOS DE ESTIRAMIENTO
(10 minutos)

Es importante realizar un precalentamiento antes de empezar los ejercicios físicos. Una vez terminados los estiramientos, disminuiremos progresivamente la intensidad de los mismos. Nunca hay que parar de forma brusca.

Ejercicio 1

Con la espalda apoyada en el suelo, colocar la toalla en el pie, tal como se ve en la figura 1. Hay que notar la tensión del estiramiento en la zona anterior del muslo.

También puede realizarse el ejercicio sujetando la pierna con las dos manos, como se ve en la figura 2. Repetir el movimiento con la otra pierna.

FIGURA 1

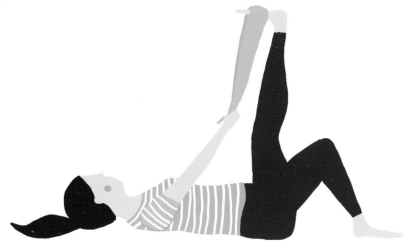

FIGURA 2

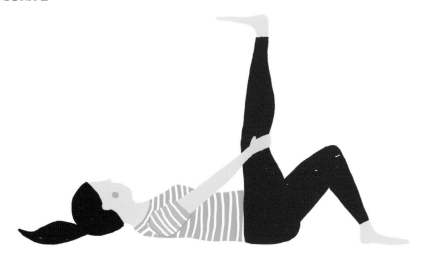

Ejercicio 2

Con la espalda apoyada en el suelo, sujetar con las dos manos la pierna por detrás de la rodilla y estirarla. Repetirlo con la otra pierna.

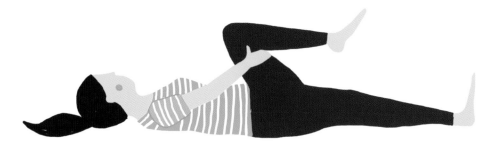

Ejercicio 3

Con la espalda apoyada en el suelo, sujetar con las dos manos la parte posterior de las dos rodillas y estirarla.

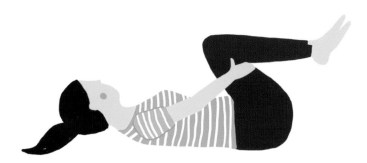

Ejercicio 4

Sentados en el suelo, juntar las plantas de los pies y dejar caer las rodillas hacia el suelo. Poco a poco ir acercando los pies hacia dentro hasta notar la tensión en la cara interna de los muslos y las ingles.

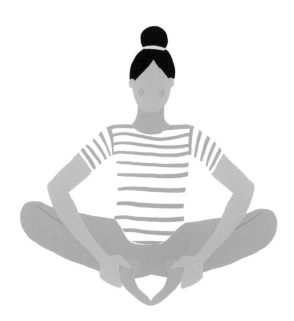

Ejercicio 5

Apoyarse en una silla para mantener el equilibrio, coger el tobillo derecho con la mano derecha y tirar poco a poco de la pierna hacia las nalgas. La tensión se notará en la zona anterior del muslo. Procurar que la rodilla de la otra pierna esté recta (alineada). Cuanto más se tire de la pierna, más flexibilidad se conseguirá.

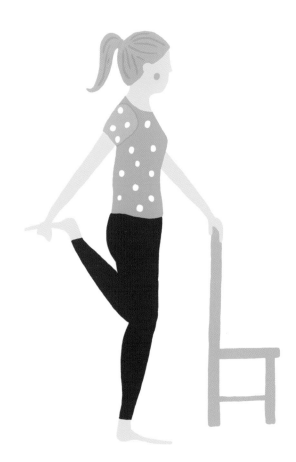

Ejercicio 6

Apoyarse con la mano izquierda en una mesa y colocar la derecha sobre el muslo del mismo lado. Extender la pierna izquierda hacia atrás apoyando el talón en el suelo. Situar la pierna derecha hacia delante, con las rodillas y el pie derecho alineados.

El estiramiento debe notarse en la parte superior y posterior de los músculos gemelos de la pierna estirada hacia atrás (izquierda). La espalda debe permanecer recta. Repetir con la otra pierna.

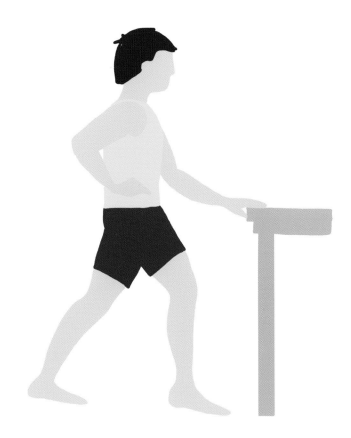

Ejercicio 7

Para empezar, apoyar la mano izquierda en una mesa y colocar la derecha sobre el muslo derecho por delante del otro. Mantener las rodillas flexionadas y mover los muslos hacia abajo (en dirección al suelo). Mantener los talones apoyados en el suelo.

Debe notarse la tensión en la parte inferior de los gemelos de la pierna de atrás (izquierda en el dibujo). Repetir con la otra pierna.

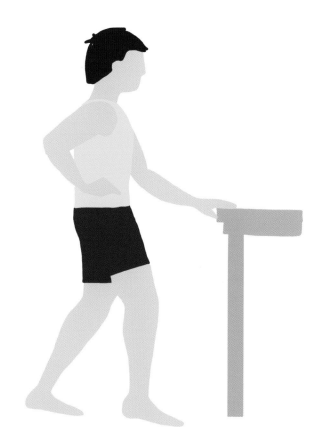

Ejercicio 8

Apoyar la mano izquierda en una mesa. Colocar la derecha en la cintura y mantener la cabeza, el cuello, los hombros, la espalda y los muslos en línea. Llevar una pierna hacia delante (la derecha en el dibujo) y la otra hacia atrás y, gradualmente, ir soltando todo el cuerpo hacia abajo. La rodilla adelantada debe situarse en línea con el tobillo del mismo lado, no por delante de este.

Hay que sentir una ligera tensión en el muslo del mismo lado que la pierna de atrás.

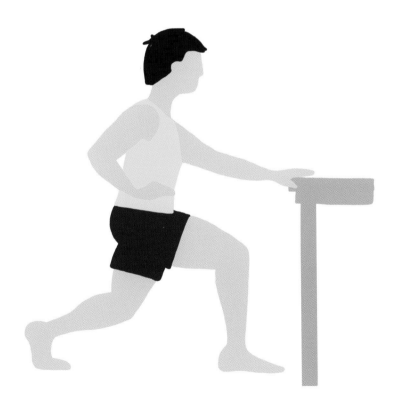

Ejercicio 9

Para realizar estiramientos en la parte superior del cuerpo, colocar la cabeza, el cuello, los hombros y los muslos en línea y entrelazar las manos atrás. Flexionar ligeramente las rodillas. Llevar las manos hacia arriba, como si se quisiera tocar el techo.

Hay que sentir una ligera tensión en los hombros y en la parte anterior del tórax.

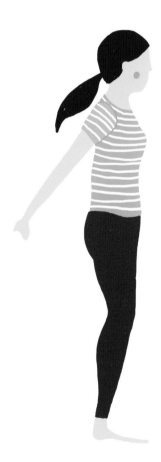

COMBINACIÓN DE EJERCICIOS POSTURALES Y RESPIRATORIOS
(15 minutos)

Estos ejercicios están diseñados para:

• Estimular el flujo linfático.
• Estimular el flujo sanguíneo.
• Estirar los músculos y las articulaciones de las piernas.
• Ayudar a equilibrar el sistema nervioso.

Ejercicio 1

Posición inicial de pie, con los los talones juntos y las puntas de los pies separadas, los brazos extendidos, paralelos al suelo. Llevar a cabo movimientos de rotación del tronco hacia ambos lados.

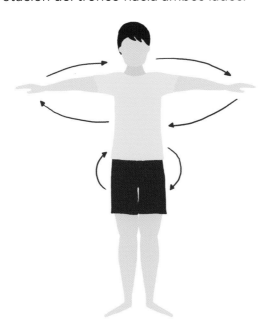

Ejercicio 2

Sentarse en el suelo con las piernas y los pies estirados y juntos, apoyando las manos debajo de las nalgas (figura 1). A continuación, levantar el cuerpo hasta situar la cabeza, el cuello, el tronco, las caderas y los muslos en paralelo con el suelo, con la cara mirando hacia arriba (figura 2). Repetir el ejercicio unas cuantas veces siguiendo el ritmo de la respiración.

1)

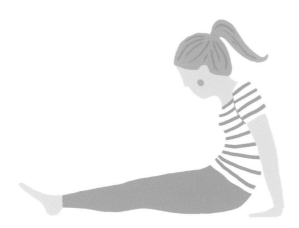

2)

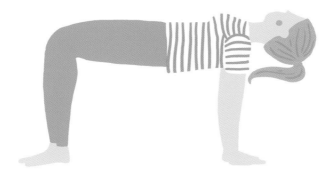

Ejercicio 3

Tumbarse en el suelo en decúbito prono, elevar el tronco con los dos brazos y mantener las puntas de los pies apoyadas en el suelo. Seguidamente levantar el cuerpo formando un arco, apoyándose con las manos y las puntas de los pies y manteniendo la región de los glúteos lo más elevada posible. Repetir el ejercicio unas cuantas veces al ritmo de la respiración.

1)

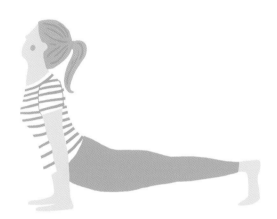

2)

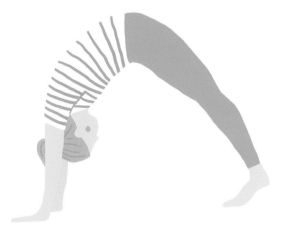

Ejercicio 4

Arrodillarse en el suelo con los pies apoyados sobre las puntas de los dedos, el cuerpo recto y los brazos a lo largo de este. A continuación, flexionar el tronco hacia atrás dirigiendo la mirada hacia el techo y apoyando las manos detrás de los muslos.

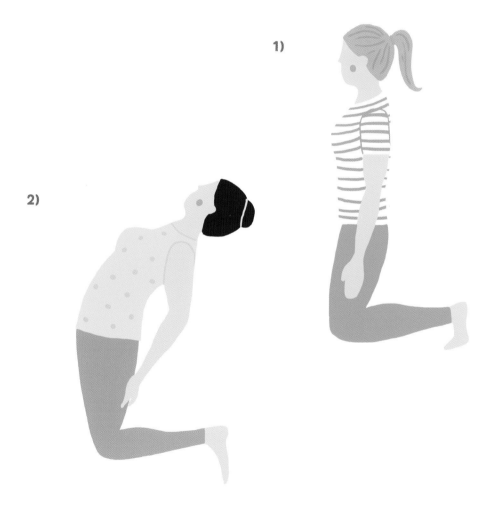

Ejercicio 5

Tumbarse en el suelo con las puntas de los pies rectas, paralelas entre sí y proyectadas hacia arriba, y los brazos estirados a lo largo del cuerpo. Levantar las dos piernas juntas y rectas y al mismo tiempo alzar la cabeza como si se intentara tocar las rodillas con la cara. Volver a la postura inicial y repetir unas cuantas veces.

1)

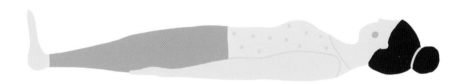

2)

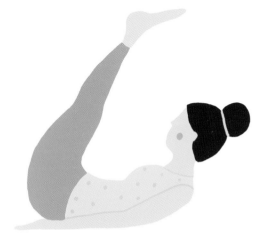

Consumo energético de las actividades físicas

ACTIVIDAD	CONSUMO ENERGÉTICO (KCAL/KG por hora)
ACTIVIDADES DOMÉSTICAS E HIGIENE PERSONAL	
Comprar en el mercado	3,5
Descansar en la cama	1
Dormir	0,9
Estar de pie	1,5
Fregar el suelo	3,5
Hacer punto	1,4
Higiene (ducharse, vestirse, etc.)	3
Planchar	3,6
Sentarse (en el sofá, etc.)	1,2
Sentarse a la mesa para comer	1,4
ACTIVIDADES DEPORTIVAS	
Bailar:	
• Foxtrot	3,9
• Rumba	6,06
• Vals	4,5
• Vigorosamente	4,98
Baloncesto	8,4
Bolos	5,88
Caminar (3,6) km/h	3
Ciclismo de competición	10,5

Conducir un coche	2,58
Conducir una moto	3
Correr (5,6) km/h	4,38
Cuidar el jardín	5,16
Cuidar y cavar el jardín	8,16
Escalar	11,4
Esquiar	9,12
Fútbol	8,22
Golf	4,74
Montañismo	8,82
Montar a caballo	6,42
Montar en bicicleta (8 km/h)	3,84
Montar en bicicleta (20 km/h)	9,6
Nadar:	
• Braza (18 m/min)	4,2
• Crol (40 m/min)	7,68
• Espalda (20 m/min)	3,42
Pasear en bicicleta (15 km/h)	6
Petanca	3,12
Remar	4,44
Squash	9,12
Tenis	6,06
Tenis de mesa	4,1
Voleibol	7,2

ACTIVIDADES DE OCIO

Billar	2,5
Dibujar de pie	2,1
Escribir sentado	1,7
Pintar exteriores	4,5
Pintar interiores	2,1
Tocar el piano	2,28

9

MANTENIMIENTO CON LA DIETA DE LOS COLORES

—

Equilibrio más allá de la dieta

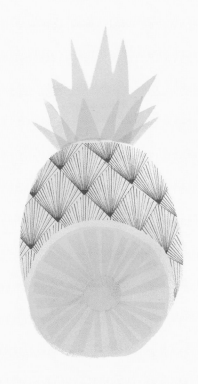

Al llegar a este capítulo no finalizamos el aprendizaje sobre la dieta de los colores, sino que iniciamos uno nuevo: el del mantenimiento, ya que ahora que hemos incorporado los nuevos hábitos, deberíamos aprender a mantenerlos a lo largo del tiempo. Sobre todo porque ya estaremos en el peso ideal y tendremos la tentación de ser más flexibles o permitirnos algún «extra». De modo que tenemos que saber qué es más conveniente para nosotros en esta segunda fase, a fin de no recuperar enseguida los kilos sobrantes y los malos hábitos.

Recordemos que nuestra meta va más allá de reducir los kilos de más. La dieta de los colores es un camino para aprender a comer de forma consciente, sana e inteligente y obtener los máximos beneficios para nuestro organismo. Así pues, la primera lección sobre el mantenimiento es que no existe una dieta específica para esto. ¿Y eso quiere decir que estaremos sujetos para siempre a las tres o cuatro raciones de cada color? Sí y no. En esta segunda etapa de la dieta podemos actuar de tres formas distintas:

1. Aumentar un 30 % los alimentos pautados manteniendo las raciones prescritas.

2. Respetar el régimen durante la semana y permitirse algún «extra» el fin de semana, ya sea aumentando las raciones o comiendo alimentos más calóricos. En este último caso, recomendamos «compensar» el exceso el domingo por la noche cenando solo fruta o un yogur.

3. Aumentar las raciones de los colores rojo y amarillo, aunque solo incluyendo unos alimentos determinados.

Solo entre un 12 % y un 15 % de las personas que han conseguido adelgazar mantienen su peso ideal tres años después.

Vamos a detallar en qué consiste esta tercera vía que amplía las raciones en dos extras de los colores rojo y amarillo:

Raciones diarias para mujeres

5 rojas + 5 amarillas+ 3 marrones y libre en cuanto a vegetales

ARROZ, PASTA, PATATA	PAN 50 G	FRUTA	FRUTA	FRUTA
PROTEÍNA ANIMAL O VEGETAL	PROTEÍNA ANIMAL O VEGETAL	PROTEÍNA ANIMAL O VEGETAL	LÁCTEO	LÁCTEO
LIBRE				

Raciones diarias para hombres

6 rojas + 6 amarillas + 4 marrones y libre en cuanto a vegetales

ARROZ, PASTA, PATATA	PAN 50 G	PAN 50 G	FRUTA	FRUTA	FRUTA
PROTEÍNA ANIMAL O VEGETAL	PROTEÍNA ANIMAL O VEGETAL	PROTEÍNA ANIMAL O VEGETAL	LÁCTEO	LÁCTEO	LÁCTEO
LIBRE					

La dieta de un día de mantenimiento con esta ampliación de raciones amarillas y rojas quedaría de la siguiente forma:

MANTENIMIENTO

MUJERES

DESAYUNO	LECHE DESNATADA 250 ml	PAN INTEGRAL 1/2 ración 25 g	ACEITE DE OLIVA 1 cucharada sopera	1 PLÁTANO
ALMUERZO	1 YOGUR			
COMIDA	ENSALADA VERDE	ARROZ 150 g POLLO A LA PLANCHA 150 g	1/2 AGUACATE	1 MANZANA
MERIENDA	PAN INTEGRAL 25 g 1/2 ración	ACEITE DE OLIVA 1 cucharada sopera	1 YOGUR	
CENA	PURÉ DE CALABACÍN	MERLUZA 150 g	ESPÁRRAGOS	2 CIRUELAS

MANTENIMIENTO

HOMBRES

DESAYUNO	LECHE DESNATADA 250 ml	PAN INTEGRAL 25 g 1/2 ración	ACEITE DE OLIVA 1 cucharada sopera	1 PLÁTANO
ALMUERZO	1 YOGUR	JAMÓN COCIDO 2 lonchas	3 NUECES	
COMIDA	ENSALADA VERDE	ARROZ 150 g POLLO A LA PLANCHA 150 g	PAN INTEGRAL 25 g 1/2 ración 1/2 AGUACATE	1 MANZANA
MERIENDA	PAN INTEGRAL 25 g 1/2 ración	ACEITE DE OLIVA 1 cucharada sopera	1 YOGUR	
CENA	PURÉ DE CALABACÍN	MERLUZA 150 g	ESPÁRRAGOS	2 CIRUELAS

Durante el mantenimiento sigue siendo imprescindible beber 2 litros de agua al día.

Continuar con los buenos hábitos en el mantenimiento

• Seguir con las cinco comidas al día (y no saltarse ninguna).
• No abandonar el ejercicio físico.
• Beber 2 litros de agua al día.
• Seguir las estrategias para el control del apetito
• Comer pescado cuatro o cinco veces a la semana.
• Optar por los lácteos desnatados y el pan integral.
• Utilizar los domingos por la noche y los lunes como días para compensar los posibles excesos.
• Dedicar el tiempo necesario a cada comida. El cerebro necesita veinte minutos para desencadenar el mecanismo de la saciedad.
• Hay que acordarse de retirar la grasa visible de la carne y la piel del pollo antes de cocinarlos.
• Prestar atención a la ingesta de fibra. Recordemos que esta ayuda a retrasar la absorción de azúcar y disminuye la de las grasas, de modo que se asimilan menos calorías. Además, esta es un excelente aliado para regular la función intestinal y previene o soluciona el estreñimiento.

Hay que saber...

Comer lentamente y saborear los alimentos

¿Quién se acuerda de la insistente recomendación durante la infancia de masticar cien veces los alimentos? Esto se sustenta en la base científica de que la masticación constituye una fase inicial e importante de la digestión. Al triturar los alimentos y estimular las glándulas salivales, se destruyen las paredes celulares y se liberan las enzimas alimentarias que están presentes en lo que comemos.

Además, en veinte minutos, el cerebro desencadena el mecanismo de la saciedad y a partir de entonces, no hace falta comer más para sentirse satisfecho.

El mantenimiento del peso ideal es una elección. Somos nosotros quienes escogemos seguir delgados y con unos hábitos de vida saludables. En esta segunda fase de la dieta hemos adquirido una nueva identidad, y nuestro cuerpo y conducta responden en consecuencia. Sabemos qué alimentos nos convienen, cuáles son las raciones adecuadas y esta nueva conciencia es la que tiene que llevarnos dentro de los límites del régimen (incluso cuando ya no la seguimos).

La principal diferencia, en cuanto se ha perdido el exceso de peso, es que la dieta de los colores pasa a ser un aprendizaje inmanente: no seguimos la dieta, sino que escogemos lo que siempre hubiéramos tenido que comer. Desde este momento, nuestro vínculo con la comida se modifica (en el mejor de los casos, para siempre) y sabemos diferenciar qué es lo que nos conviene, prescindiendo de la idea de alimentos buenos o malos. Tenemos que ser «soldados» de nuestro peso y bienestar. Contamos con las estrategias necesarias para mantenerlos.

TABLA DE
cantidades

GRUPO ROJO
PROTEÍNAS

	Raciones en crudo	Producto elaborado
Almejas	100 g	
Alubias	60 g	150 g
Arenques	100 g	
Atún de conserva en aceite*		1 lata pequeña
Atún de conserva natural		1 lata pequeña
Atún fresco	100 g	
Bacalao	150 g	
Buey	100 g	
Caballa	100 g	
Calamares	100 g	
Caldo de pollo		100 ml
Cerdo	100 g	
Cigalas	100 g	
Claras de huevo		4
Conejo	150 g	
Cordero*	70 g	

*Los alimentos marcados con un asterisco no están prohibidos, pero no es recomendable comerlos con frecuencia.

c.p.: cuchara de postre
c.s.: cuchara sopera

Cuajada	1	
Dorada	150 g	
Gambas	100 g	
Garbanzos	60 g	150 g
Guisantes	60 g	150 g
Habas	60 g	150 g
Helado de yogur desnatado		100 g
Huevos enteros		2 unidades
Jamón cocido		2 lonchas (60-80 g)
Jamón serrano		2 lonchas (40-60 g)
Langosta	100 g	
Leche de soja		1 taza (250 ml)
Leche desnatada		1 taza (250 ml)
Leche semidesnatada		1 vaso (150 ml)
Lenguado	150 g	
Lentejas	60 g	150 g
Lubina	150 g	
Lomo ibérico		2 lonchas (40-60 g)
Magret de pato*	75 g	
Mejillones	100 g	
Merluza	150 g	
Mero	150 g	
Mozzarella		60 g
Ostras	100 g	
Palitos de cangrejo		150 g
Panga	150 g	
Pavo	150 g	
Pavo embutido		2 lonchas (100g)
Pollo	150 g	
Pulpo	100 g	
Queso azul		40 g
Queso brie		30 g
Queso curado		40 g
Queso camembert		30 g

>>>

Queso emmental		40 g
Queso fresco		60 g
Queso fresco 0%		75 g
Queso gouda		40 g
Queso gruyer		40 g
Queso parmesano		40 g
Queso rulo de cabra		30 g
Rape	150 g	
Requesón		60 g
Salchichón de pavo	150 g	
Salmón ahumado		100 g
Salmón fresco	100 g	
Sardinas	100 g	
Tofu		150 g
Ternera	100 g	
Trucha arcoíris	100 g	
Yogur desnatado		2 (2 x 125 g)
Yogur natural		1 (125 g)

GRUPO AMARILLO
HIDRATOS DE CARBONO Y AZÚCARES

	Raciones en crudo	Producto elaborado
Albaricoques	2 piezas (medianas)	
Avena	60 g	150 g
Arroz	60 g	150 g
Bayas de Goji	30 g	
Base de pizza	40 g	
Bebida de avena		150 ml
Berenjena	150 g	

Boniato	100 g	
Cereales integrales	40 g	
Cerezas	80 g	
Ciruelas	2 piezas (medianas)	
Chirimoya	1	
Frambuesas	150 g	
Fresas	80 g	
Galleta de avena		1 unidad
Galleta maría		3 unidades
Higos	2	
Horchata*		150 ml
Judía verde	150 g	
Kiwi	2	
Limón	2	
Maíz	30 g	
Mandarina	2	
Mango	1/2	
Manzana	1	
Mazorca	30 g	
Melocotón	1	
Melón	1 tajada grande o 2 pequeñas	
Mermelada sin azúcar		30 g
Naranja	1	
Níspero	2	
Palomitas	2 tacitas	
Papaya	1/2	
Pasta	60 g	150 g
Patatas	30 g	
Pera	1	
Piña	1 rodaja grande o 2 pequeñas	
Plátano	1 pequeño	
Quinoa	60 g	
Remolacha	150 g	

>>>

Salvado de avena	40 g	
Sandía	2 tajadas grandes	
Tortita de arroz		2
Tortita de maíz		1 rebanada
Tortita de trigo		2
Uva	12 granos	
Yuca	50 g	
Zanahoria	1 mediana	

GRUPO MARRÓN
GRASAS

	Raciones en crudo	Producto elaborado
Aceite de oliva	1 c.s.	
Aceitunas	6	
Aguacate	1 pequeño (o 1/2 grande)	
Alioli		1 c.p. rasa
Almendras	6 unidades	
Cacahuetes	14 granos	
Cacao en polvo	1 c.s. rasa	
Chocolate negro		2 onzas
Coco*	30 g	
Leche de almendra	150 ml	
Linaza	30 g	
Mantequilla*		1 c.p. rasa
Mayonesa		1 c.p. rasa
Miel*		20 g/1 c.p. rasa
Nueces	3	
Semillas de girasol	30 g	
Semillas de sésamo	30 g	

GRUPO VERDE
VEGETALES

Acelgas
Achicoria
Alcachofas
Alfalfa germinada
Alficoz
Ajo
Apio
Bambú
Berros
Brécol
Calabacín
Canónigos
Cardos
Cebolla
Champiñones
Chirivía
Col
Col lombarda
Coles de Bruselas
Coliflor
Endivias
Escarola
Espárragos
Espinacas
Lechuga
Nabos
Palmitos
Pepinillos en vinagre
Pepino
Pimientos

>>>

Puerro
Rábanos
Ruibarbo
Soja germinada
Tirabeques
Tomates

GRUPO AZUL
CONDIMENTOS, BEBIDAS Y COMPLEMENTOS

Condimentos	Raciones
Alcaparras	
Azafrán	
Cilantro	
Curry	
Mostaza	
Orégano	
Perejil	
Pimienta	
Salsa Perrins	
Tomillo	
Vinagre	
Vinagre de Módena	1 c.p. rasa

Bebidas	Raciones
Agua natural	2 l
Café descafeinado	
Té desteinado	
Vino	1,5 copas (mujeres) y 2 copas (hombres)

Complementos	Raciones
Caramelos ácidos sin azúcar	
Estevia	
Gelatina light	
Menta sin azúcar	
Chicles sin azúcar	